靠墊皮拉提斯

從大腿內側開始的瘦身魔法

體態分析師／私人健身教練
KAORU

從今天起，

要將

大腿內側

好好地收緊！

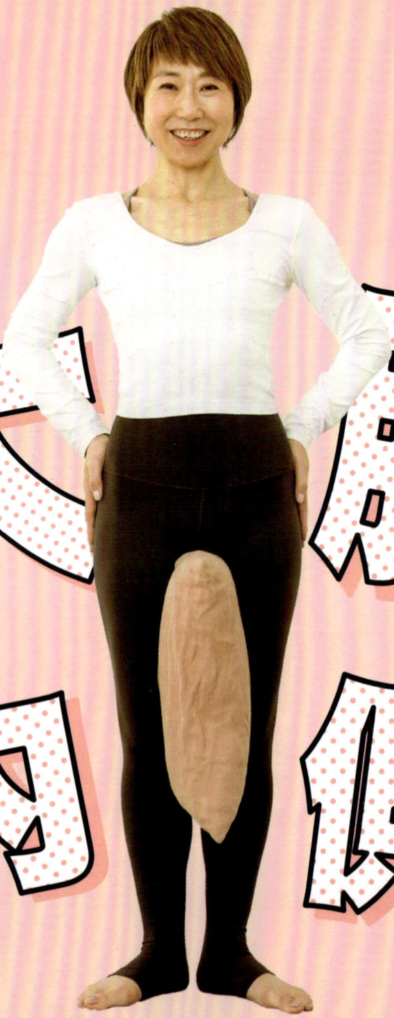

收緊大腿內側。
只要做到這一步，
美貌便唾手可得。
我們能依靠的好夥伴就是
這張平凡無奇的**靠墊**。
所以請從這一刻起，
跟我一起成為
「收緊大腿內側的人」吧！

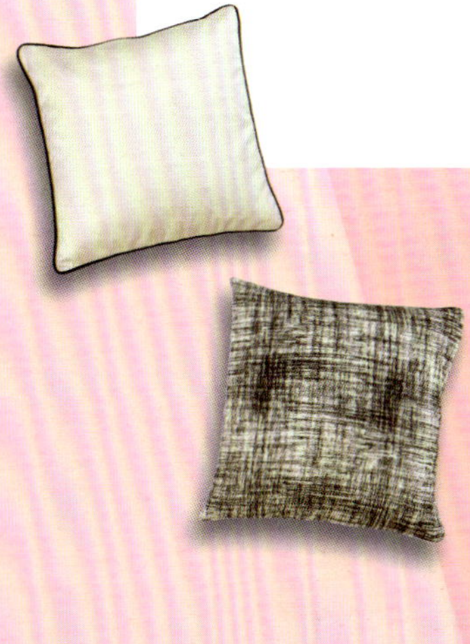

Cushion Pilates

現今皮拉提斯風潮席捲全世界。

皮拉提斯與那種讓肌肉變粗變壯的肌力訓練不同，是藉由提升肌肉跟筋膜的柔軟度，加大關節的可動範圍，讓身體變得可以輕易地動起來。

皮拉提斯可以訓練深層肌肉，對於改善身體鬆弛問題與維持身材比例都相當具有效果，而且好萊塢巨星和時尚模特兒，甚至連著名運動選手與藝人都透過皮拉提斯獲得成果，因此相當具有話題性！

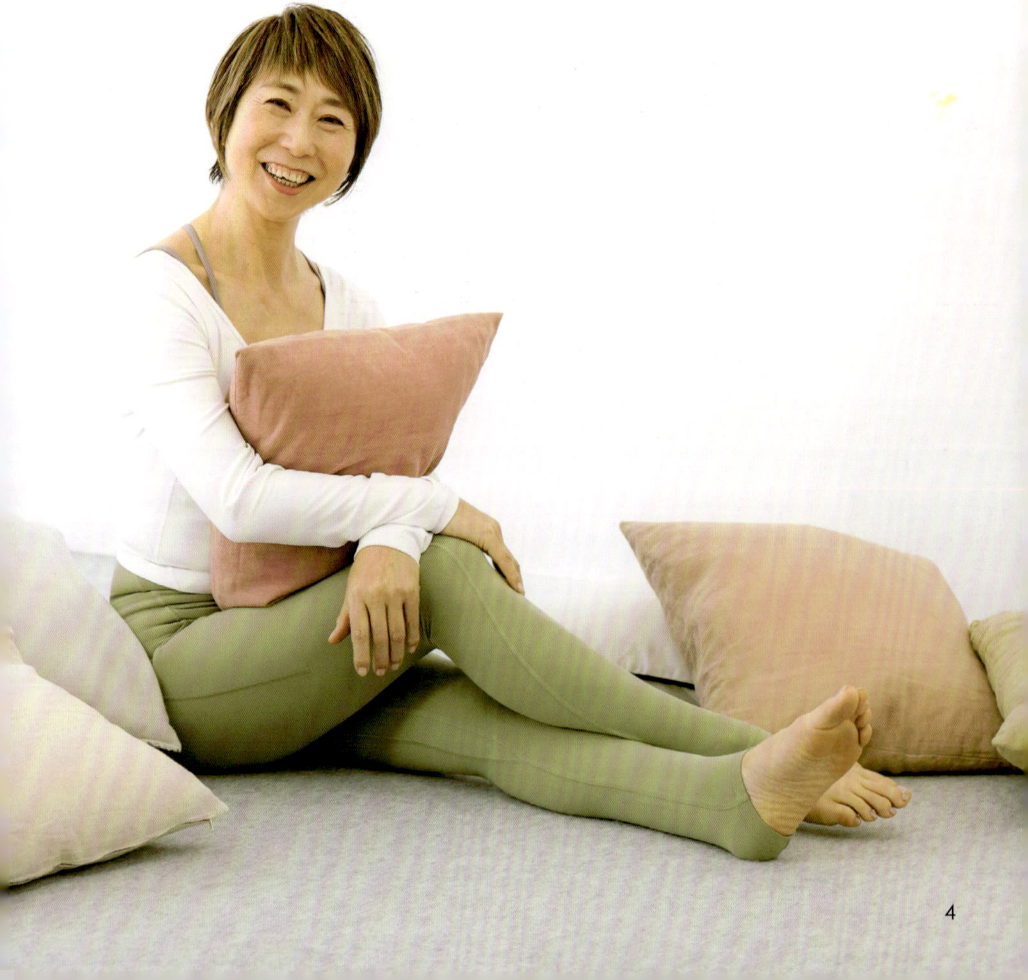

我大約從30年前開始成為受皮拉提斯魅力影響的一員。我在東京表參道開設「STUDIO Apro」，這是以皮拉提斯為主軸，指導獨創訓練課程的健身機構。

我以皮拉提斯理論為基礎，獨自編排出「KAORU式皮拉提斯」，並將這套理論教給學習者以及指導塑身技巧的健身教練。

學習皮拉提斯的人士當中，應該有不少人是好不容易開始，但卻發現無法順利進行而感到挫折。

但如果練習「KAORU式皮拉提斯」，不僅能輕鬆掌握相關技巧，還能迅速感受到身體的變化。許多女演員、模特兒或美容研究家等對美體健身極具慧眼的人士，其實早已長期且低調地實踐這項運動。

此外，任何人只需透過「某種工具」，便能輕鬆將高效的皮拉提斯融入日常生活中。

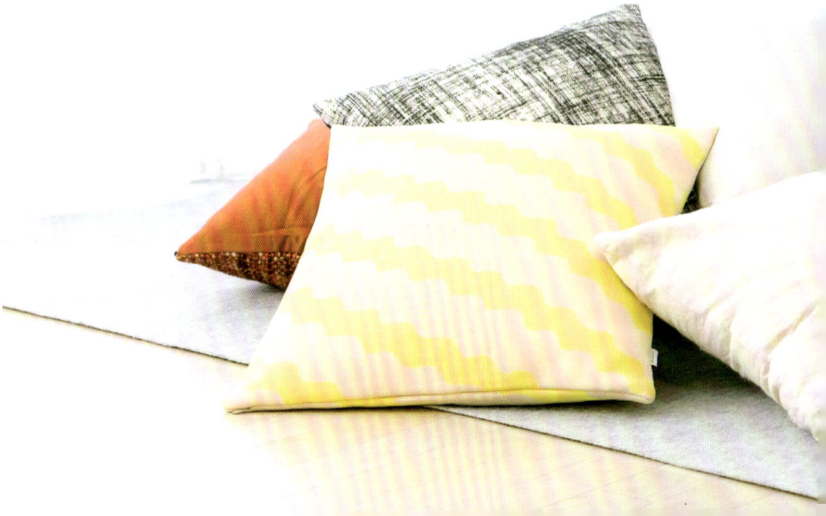

自己一個人在家就能做的……

靠墊皮拉提斯！

利用靠墊來進行皮拉提斯!?各位一定會覺得這種事情前所未見吧！

只需準備好靠墊，便能直接將皮拉提斯運用於想加強鍛鍊的部位，輕鬆達到理想效果。

而且因為有靠墊的輔助，即使是動作難度較高的姿勢也會變得簡單，就算沒有教練在旁，身體不夠柔軟，也能以正確姿勢來進行皮拉提斯。

如此一來就可以貼近想喚醒的「**偷懶肌**」。

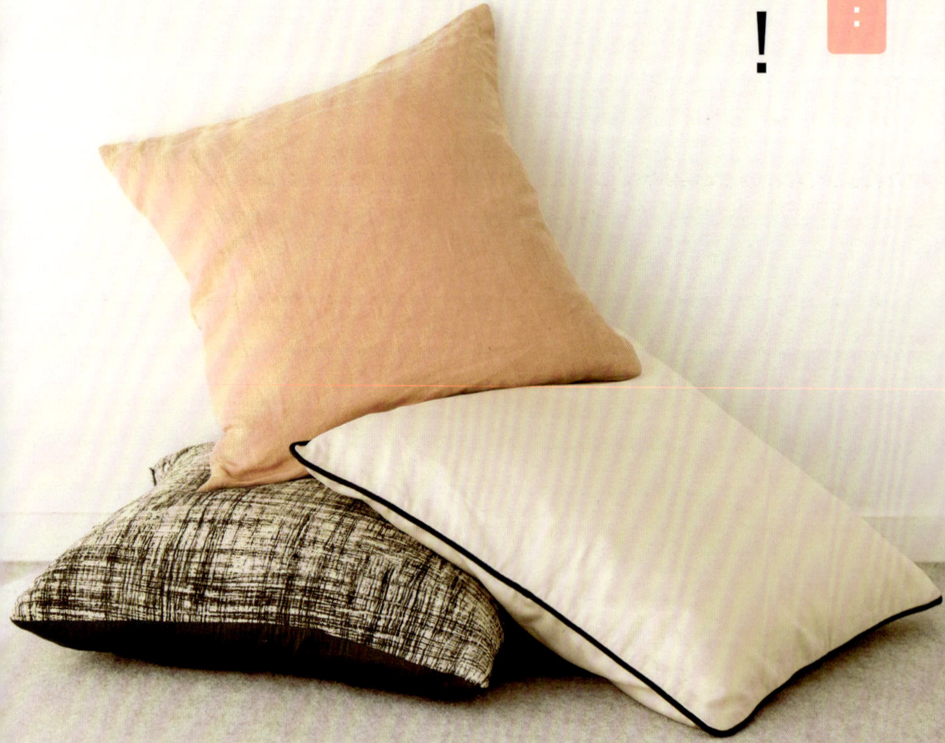

什麼是偷懶肌!?

所謂的偷懶肌就是平常應該要具備伸縮跟支撐身體的用途，卻變懶惰的肌肉部位。

為什麼肌肉會變懶惰呢？這其實是因為背後存在著太過勤奮努力的「勤勞肌」。

我們可以透過喚醒偷懶肌，讓勤勞肌休息的方式，來打造優美的身體線條。藉由靠墊的輔助，可以輕易且有效率地讓偷懶肌動起來。

主要的偷懶肌

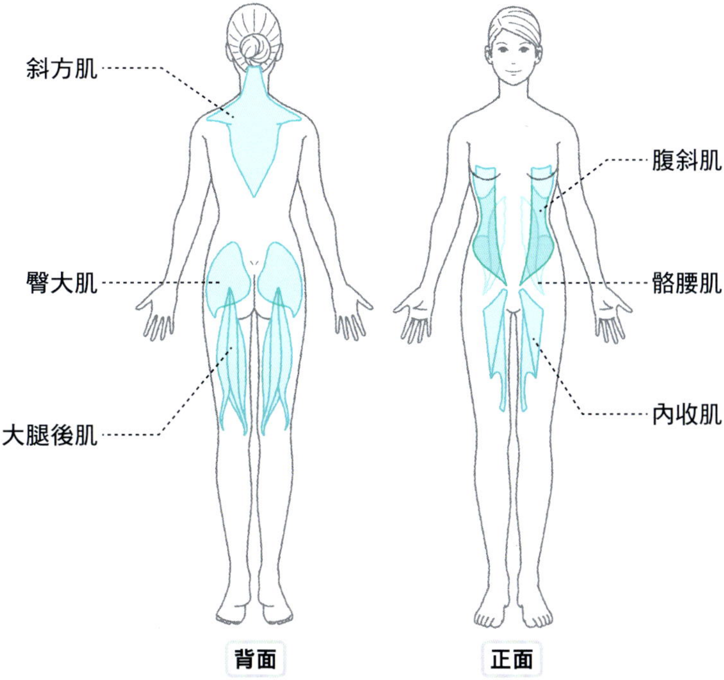
斜方肌
臀大肌
大腿後肌
腹斜肌
髂腰肌
內收肌
背面
正面

只需要享受靠墊皮拉提斯，即可獲得這些好處！

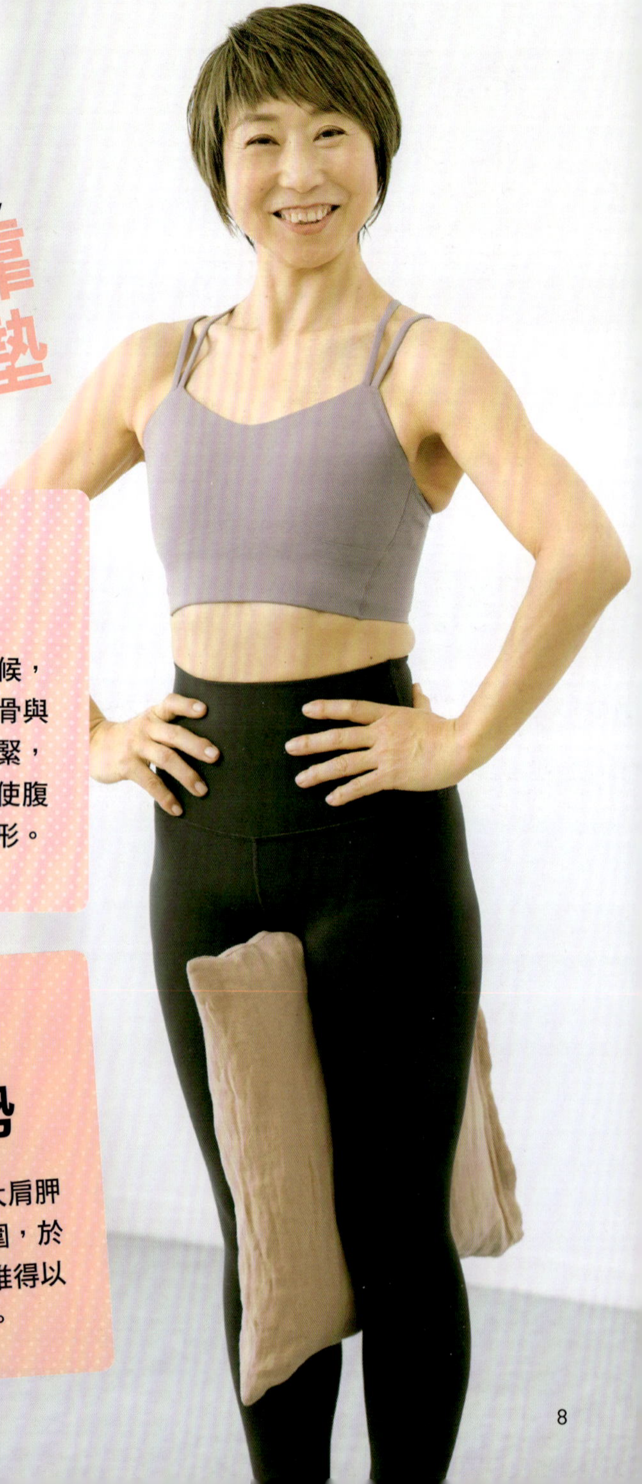

小蠻腰

當腹斜肌是偷懶肌的時候，因為腹斜肌會連動到肋骨與骨盆部位，如果肋骨收緊，下腹部就能往上抬起，使腹部凹陷，小蠻腰就會現形。

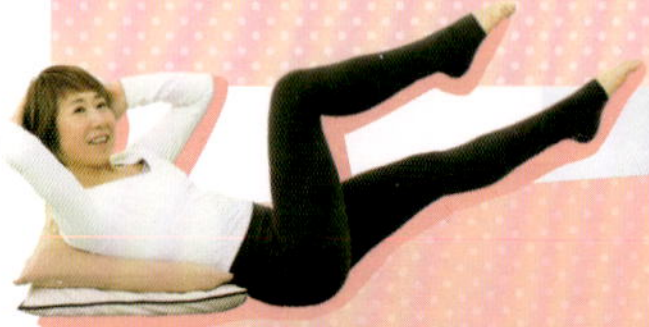

優美姿勢

改善脊椎的不適，加大肩胛骨與肩關節的可動範圍，於是胸部便能挺起，脊椎得以呈現出完美的S線條。

走路變得輕盈

由於足弓復活，身體的重心位置提高，髖關節也變靈活，便可打造長時間行走也不易疲累的身體。

修長美腿

由於正確使用髖關節，便可以讓容易內旋的大腿肌肉正確地向外。能夠達到提臀與美腿的效果。

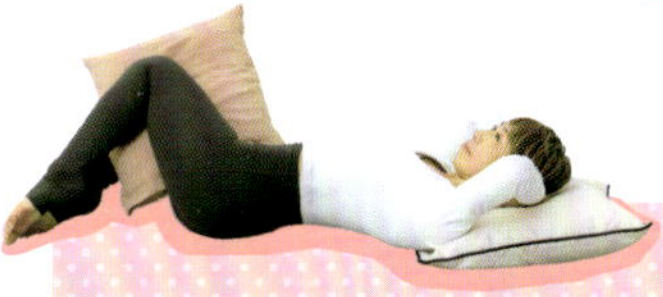

改善尿失禁

透過訓練骨盆底肌的部位，可以改善尿失禁、預防子宮脫垂與內臟下垂等問題。

瘦大腿

藉由收緊大腿內側的動作可以鍛鍊偷懶肌的內收肌，打造出倒三角形且有縫隙的纖細大腿。

只要有靠墊就能朝理想體型邁進！

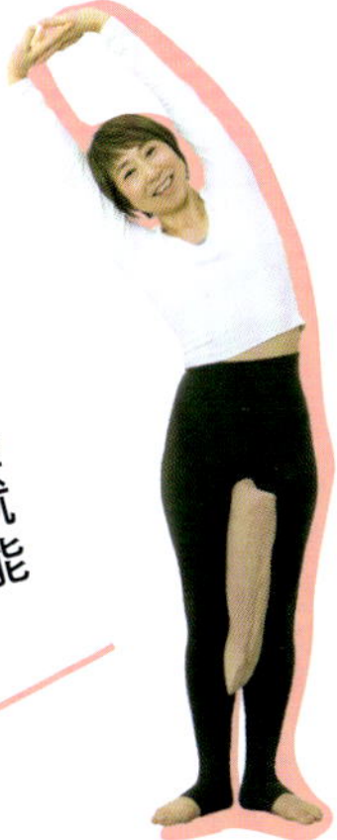

燃燒脂肪

肩關節與髖關節變靈活，可以提升日常生活的運動強度，也會更加容易燃燒身體脂肪。

62歲的我仍維持體態，效果有目共睹！

你會擁有這本書的理由是「想要擁有嶄新的開始！」、「想要嘗試現在流行的皮拉提斯！」這些令人心癢難耐的原因嗎？

請放心。我跟皮拉提斯相遇至今大約已經有30年了，這本書想要教給大家的方法是將我嘗試過的各種動作去蕪存菁，且能夠輕鬆達到最佳效果的部分。

實際上我自己本身就足以證明這些方法的效果。

我在二〇二四年迎來了62歲，而且至今還能維持著被柔韌肌肉包覆的健康體態，不對，我現在還能反覆刷新個人史上的最佳身形紀錄，就是因為遇見了皮拉提斯的緣故。

我持續維持著體重，而且牛仔褲尺寸還比40歲的時候小了3號。

即便是回顧這近10年，也完全沒有感冒的印象。在我進到60歲的階

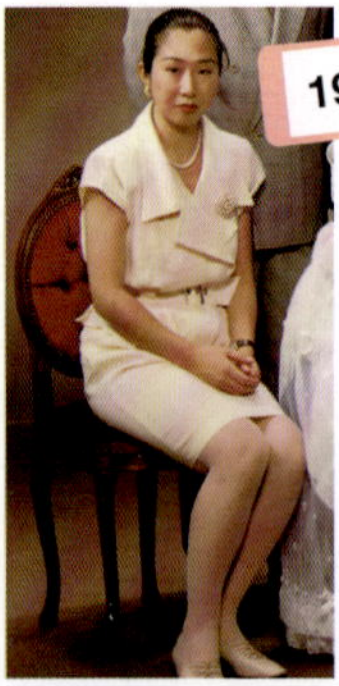

1993年 31歲

這張照片是在生產過後馬上拍攝的。這種胖嘟嘟的身材，連我自己看了都會心想「這誰啊？」。

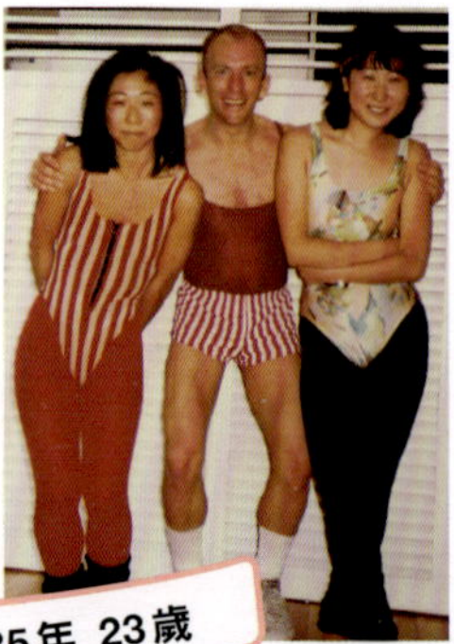

這是與有氧舞蹈夥伴一起拍攝的照片。面向照片左邊胖胖的那個是我。

1985年 23歲

段以來，也還能夠每天迎來「現在是最佳身形」的成果。「改變姿勢就能改變人生」。這是我本人的實際經驗，也是我身為健身教練的座右銘。

我當然也會隨著年齡的增長而感覺到身體的變化，但我最喜歡現在的身形。皮拉提斯能讓人擁有這種愉快的心情，所以我希望即使各位身邊沒有健身教練，也能感受皮拉提斯的樂趣，於是有了靠墊皮拉提斯的誕生。

大家一起變得比昨天更喜歡今天、比今天更喜歡明天的自己吧！

KAORU

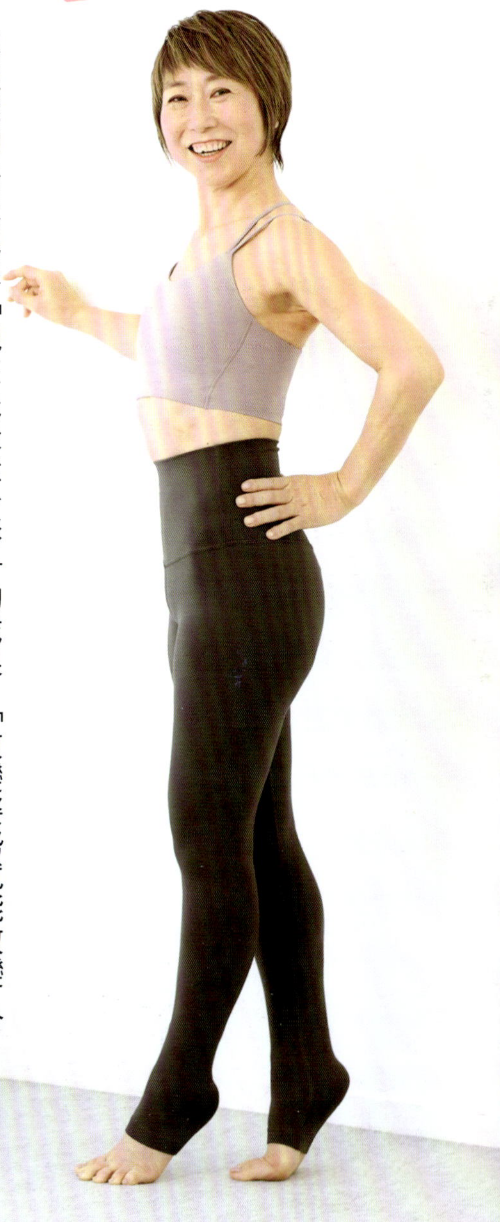

2024年 62歲

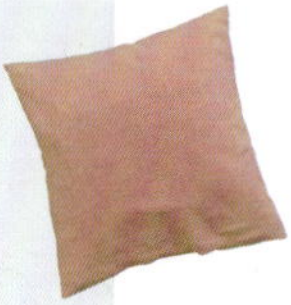

Contents

Chapter 2

什麼都不會也無妨，首先從放鬆開始

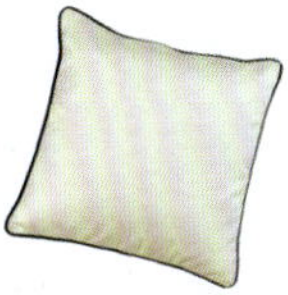

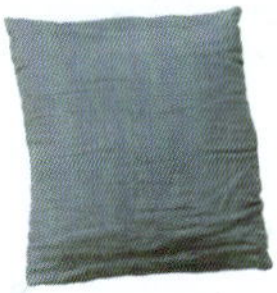

Chapter 3

透過靠墊皮拉提斯朝腰瘦美人邁進 …… 57

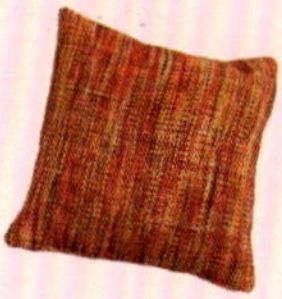

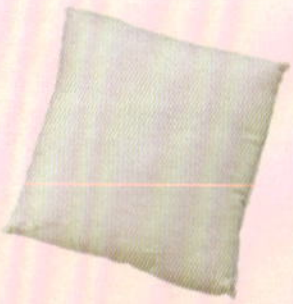

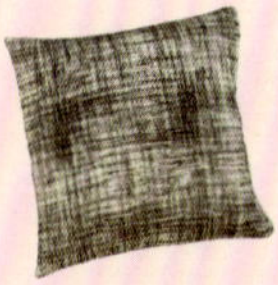

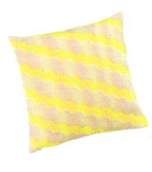

Chapter 4

根據不同部位，透過靠墊皮拉提斯打造理想身形

明明沒有努力，卻能夠變美麗
醉心於KAORU式皮拉提斯

檀麗每星期大約會到KAORU教練那裡上個1～2次的皮拉提斯課程。
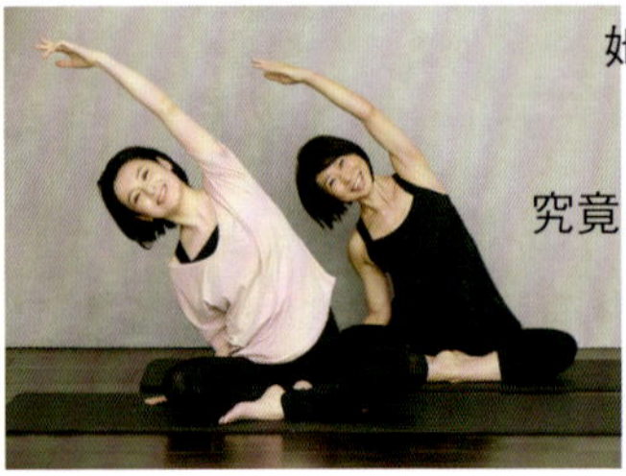
她不管工作如何地忙碌，都會擠出時間去上課，
因此也能夠確實感受到身體的變化。
究竟KAORU式皮拉提斯的魅力之處到底在哪裡呢？
請檀麗告訴我們！

要想打造完美體態，不只是外貌好就可以，得從根基開始進行整頓

我大約從5年前開始到KAORU老師的健身中心上課。雖然在那之前我為了想要鍛鍊肌肉所以進行過重訓，但我在雜誌上看到KAORU老師的報導，上面提到「每個人骨骼跟肌肉的生成方式會因為生活習慣跟個人特色而有所不同，所以必須從根基開始進行整頓，否則不管做再多的訓練，身體也不會有所改變」。我對這段話非常贊同，於是就馬上打電話到老師的健身中心。

與老師初次見面時，老師對我說：「妳至今付出了多少努力？這些都會透過身體展現出來。」聽到這番話，覺得自己的身體狀況全被說中，內心不禁為之一震，立刻被老師深深吸引。

首先從如何讓緊繃的肌肉放鬆開始做起吧

我為了要在舞臺跟鏡頭上能顯得優雅美麗，所以經常會做一些超出自己負荷的動作，似乎也因此造

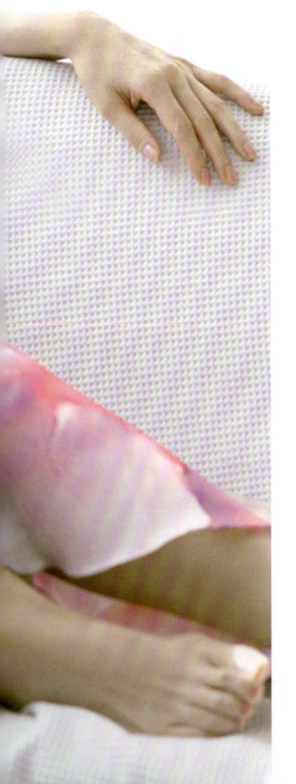

Special Comm

from Rei Dan

Special Comment from 檀麗

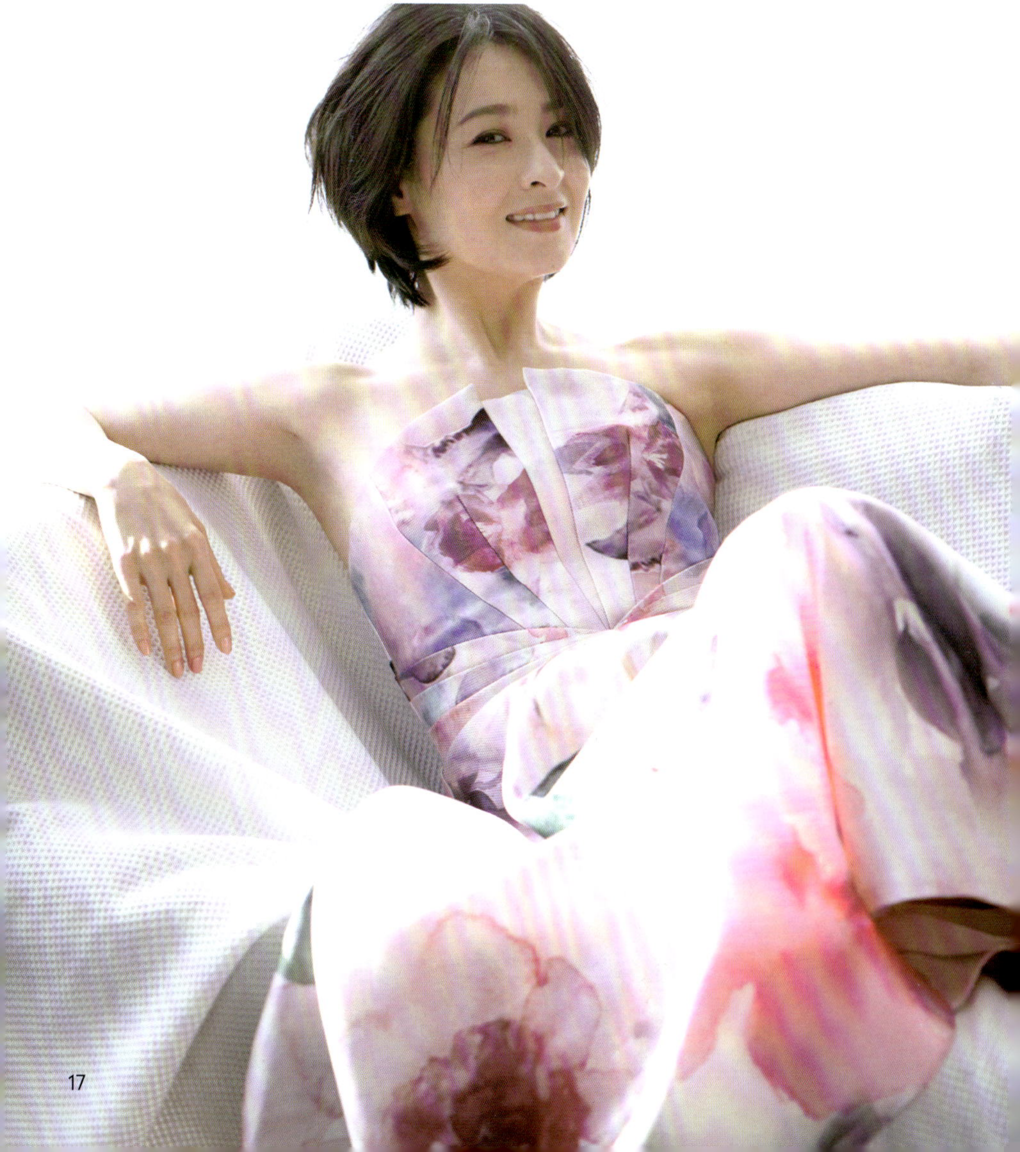

成身體的負擔。老師將我那過於勤奮的肌肉取了個「公主肌」的名字（笑）。

於是，我從放鬆與伸展這部分肌肉開始著手。漸漸地，我發現當肌肉放鬆時，心靈也隨之變得柔和。作為女性，我始終相信，努力與勤奮是不可或缺的。因此，我每天肯定自己的付出，細心呵護身體，將這段時光視為放鬆自我的儀式。現在，我會隨身攜帶網球，無論是在家中客廳、車上，甚至工作場所，都能透過轉動網球來幫助筋膜放鬆，讓身心維持最佳狀態。

我因為肌肉終於放鬆，能開始進行皮拉提斯訓練，而感到非常開心。更讓我驚訝的是，僅僅上了1次課程，身體的動作變得如此靈活自如！我真心覺得，如果能更早認識KAORU老師就好了。

雖然世上有著各式各樣的訓練方式，但如果有人問我，我一定會回答「皮拉提斯更好」，因為我真心覺得能夠學習皮拉提斯是一件很棒的事。

在健身中心，你可以透過將抗力球夾在大腿內側來進行皮拉提斯練習，而本書則是教你如何利用靠墊來進行相應的訓練。我練習皮拉提斯的體會是，大腿內側確實需要夾一些東西，才能夠更好地意識到收緊的感覺，也能讓動作進行得更加順暢。

身體改變，心靈也會產生變化。跟皮拉提斯的相遇，讓我能夠活得更像自己

由於我的職業需要經常在人前露面，所以我希望自己能時刻保持最佳狀態，並展現出自信與美麗。然而，我認為身體沒有任何的病痛和苦楚，且每天都能以開朗愉快的心情向前邁進才是最重要的。

KAORU老師經常說著「身體改變，心靈也會產生變化」，我覺得果真是如此。

與5年前相比，我的身體變得輕盈，活動起來暢快自如。這樣的變化讓我的思緒更加柔和，不再受到年齡的束縛，反而能夠勇於挑戰各種新事物。

我有預感今後還會變得更好，因此無論是5年後、10年後或者是未來的自己，總而言之最要緊的就是享受當下。

攝影／中川真人

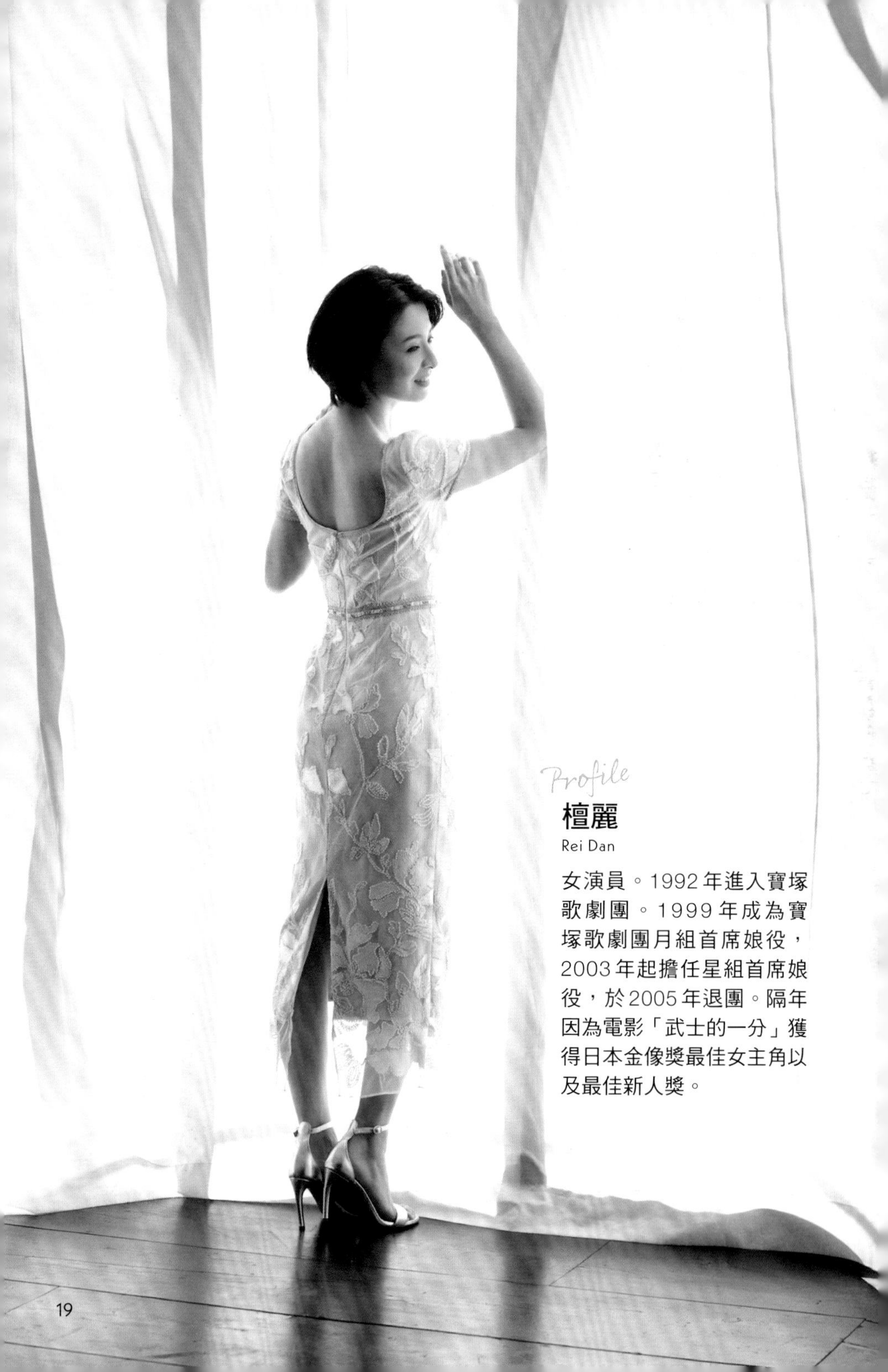

Profile

檀麗

Rei Dan

女演員。1992年進入寶塚歌劇團。1999年成為寶塚歌劇團月組首席娘役，2003年起擔任星組首席娘役，於2005年退團。隔年因為電影「武士的一分」獲得日本金像獎最佳女主角以及最佳新人獎。

BEFORE・AFTER

AFTER

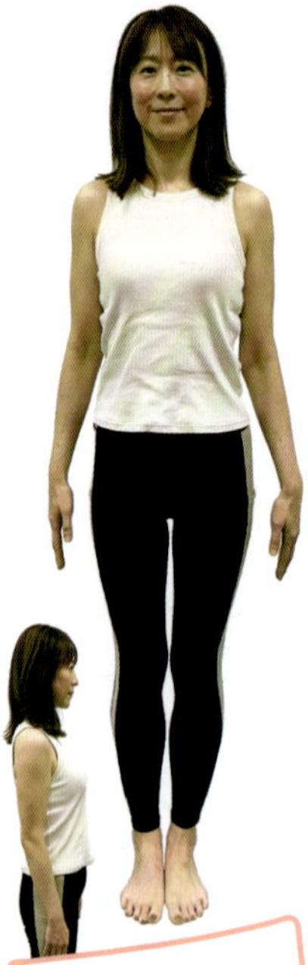

腰圍 61 cm

BEFORE

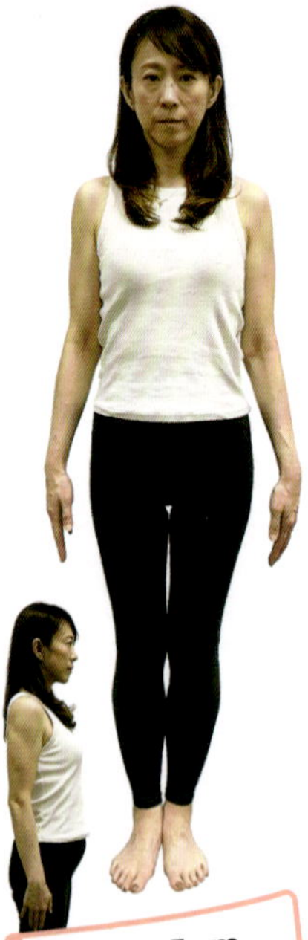

腰圍 67.5 cm

CASE 1

Y 小姐 **49** 歲

腰圍
-6.5cm

利用靠墊竟然可以讓皮拉提斯變得如此簡單跟輕鬆！

因為我沒什麼運動的經驗，即使想要塑身，也不知該從何做起，於是就一直放任著不管。剛開始要進行靠墊皮拉提斯的時候，也很擔心自己無法順利做下去。結果沒想到只做了 1 次身體就產生變化，而且隨著練習次數的增加，也愈來愈能實際感受到效果！ 我也了解到好好舒緩並放鬆身體的重要性。另外透過靠墊更能輕鬆達成皮拉提斯的姿勢，並針對想雕塑的部位來進行動作，因此每天都能夠愉快地練習動作。感覺只要養成活動身體的習慣，也可以讓心情變得比以前更加地積極向前。

只花2週腰圍就減少6.5cm

CASE 2

M小姐 48歲

腰圍 -5.5cm

被人嘲笑快要撐破裙子的我，絕對要變成適合迷你裙的人！

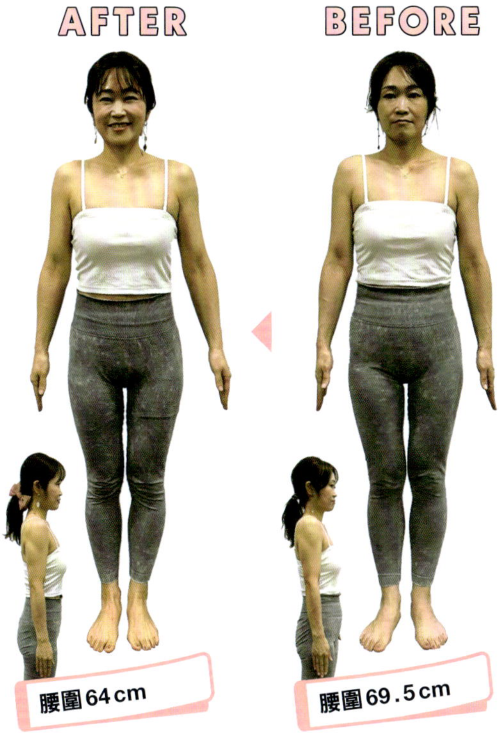

我因為要約會，於是久違地穿上了迷你裙，結果男友卻摸著我的腹部問「妳肚子發生什麼事了？」這令我深受打擊，於是我下定決心要整頓下腹部。雖然我不太做運動，但因為持續做了2週的靠墊皮拉提斯，於是養成了運動的習慣。我感覺到身體的代謝變好，心情也變得開朗了。保持動力的祕訣是制定好每天實行的時間。我是把靠墊皮拉提斯當成每天早上的例行事務。沒想到僅僅是做皮拉提斯，就能讓身體與心靈變得如此輕盈。因此，我更加堅信自己有天能夠再次穿上迷你裙去約會。

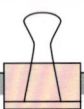

CASE 3

M 小姐 **41** 歲

臀圍
-5cm

喜歡的牛仔褲變好穿了！

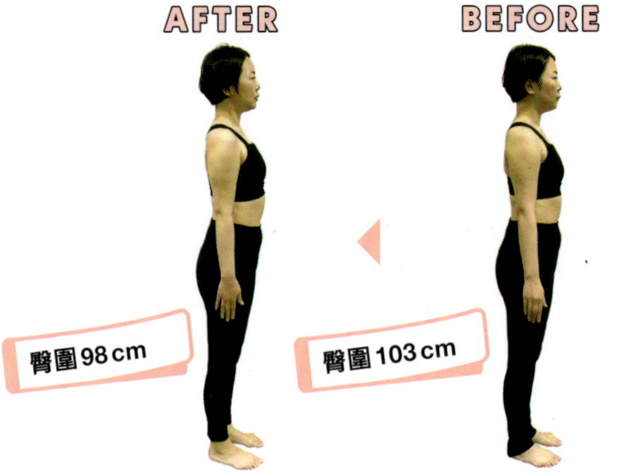

自從我每天操作靠墊皮拉提斯之後，身體變得不容易疲累，體型也慢慢地開始產生變化。尤其是臀部變得緊實，牛仔褲也變好穿了。雖然我也曾經因為工作疲累而偷懶過，但自從我將靠墊放在房間容易看見的位置，而且下定決心要在不過於努力的情況下，做到超過規定的次數之後，靠墊皮拉提斯就成為愉快的例行事務了！

CASE 4

K 小姐 **48** 歲

大腿
-3cm

保持正確的身體姿勢，讓重心位置置中！

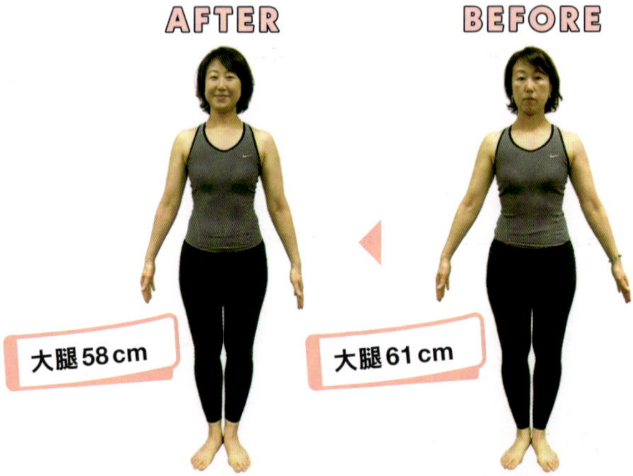

我至今嘗試過許多減重方法，但因為無論怎麼做，下半身都瘦不了，所以一直都相當煩惱。然而我僅僅做了2週的靠墊皮拉提斯，下半身就變緊實，隆起的肚子也消退，牛仔褲也變鬆了。身體調整過後，平衡感變好，體態也變美了。我從沒想過，連走起路來也會變得比以前輕鬆，這真是令人開心的效果！

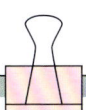

受過KAORU老師指導的各界人士，寫給老師的一番話

S女士

因為老師經常說「身體改變，心靈也會產生變化」，
我感覺到我的想法跟觀點都開始朝好的方向前進。
以正念的方式對待自己的身體和心靈，發現「美好的自己」！

Y女士

原本我一直覺得鍛鍊身體是很無聊的事情！
但自從我當場看到KAORU老師愉快做運動的模樣之後，
我的想法變成，原來活動身體是如此開心的事情嗎～！
我今後也會持續運動，希望自己也能像老師一樣，擁有這麼美好的笑容。

M女士

我從KAORU老師那裡獲取了愉快的泉源！
接下來我也會持續進行塑身運動。

K女士

跟著KAORU老師一起做訓練很愉快。
接下來我會努力練習靠墊皮拉提斯，希望能夠多瘦一點。

希望老師接下來能繼續引領全人健康這個業界！
我也會努力取得體態管理師的執照，
希望能以指導員的身分幫助周遭的大家獲得幸福。

M女士

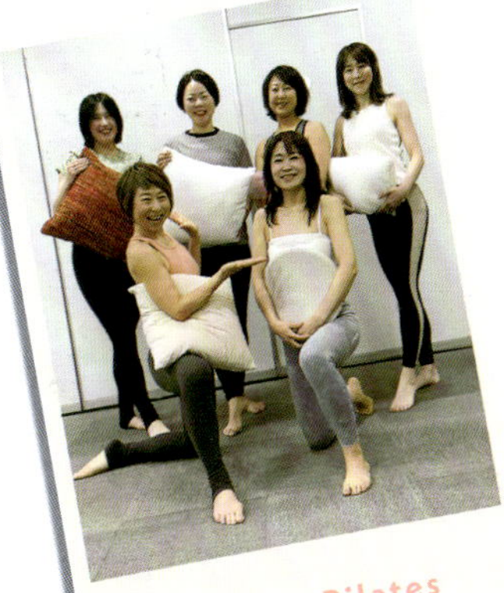

Cushion Pilates

練習方法的閱讀方式

NG 錯誤的動作姿勢與執行方式

YouTube 影片的 QR Cord

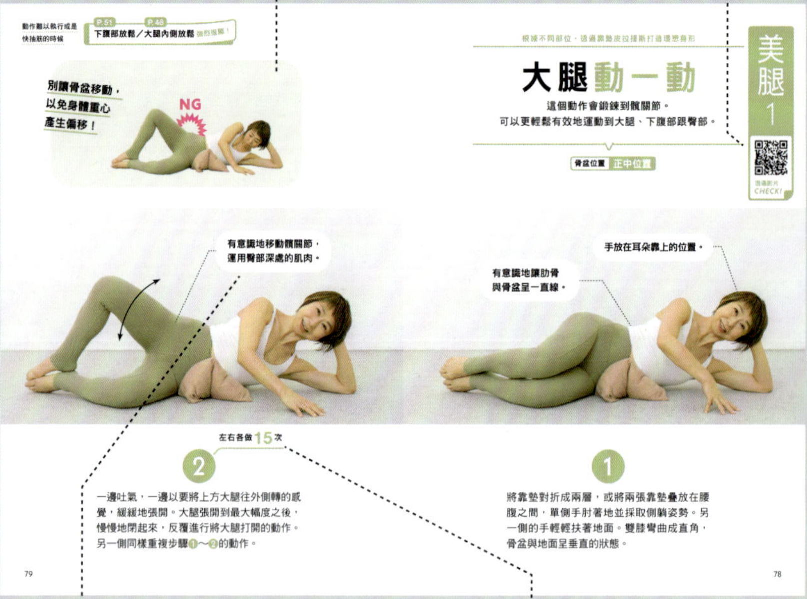

得以順利進行動作的絕佳建議

訓練的次數與時間

關於本書的注意事項

- 本書內容所提及的訓練方式非醫療行為。這是為了幫助各位面對自己的身體，無法用來治療特定病患。
- 本書所介紹的訓練，其訓練後的結果會因人而異。
- 如果為慢性病、經常性接受診療、有懷孕可能之人士，請在和主治醫師討論並確認後再進行練習。
- QR Cord 所連結作者的 YouTube 影片，有可能未經預告就下架。
- 影片跟書中所提及的訓練內容與執行次數有可能出現不一致的情形。無論是哪一種都沒有問題，請根據個人喜好選擇即可。

Chapter 1

透過KAORU式
皮拉提斯喚醒
各位原有的美麗

皮拉提斯挫折經驗人士必讀！

為何任何人都能夠練習靠墊皮拉提斯呢？

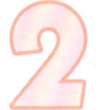

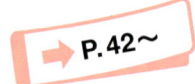

1 皮拉提斯的困難之處

一個練習動作就需要注意很多細節。

身體僵硬導致無法依照指示做動作。

運動強度太高，無法好好配合呼吸。

很難意識到骨盆底肌的部位。

以上這些透過**放鬆**與**靠墊**就能解決喔！

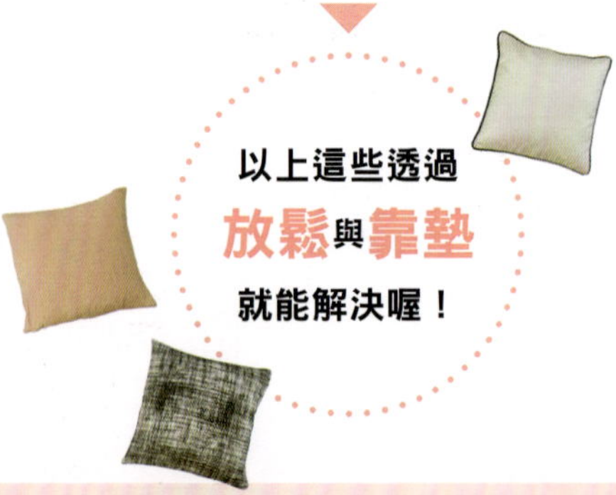

2 首先透過放鬆讓關節變靈活

→P.42～

皮拉提斯難以實行的原因在於肌肉過於僵硬，導致無法有意識地控制自己的動作。因此在進行準備運動時，要好好地放鬆筋膜，如此一來正式進行皮拉提斯的時候，就會明顯感覺做起來變得容易。

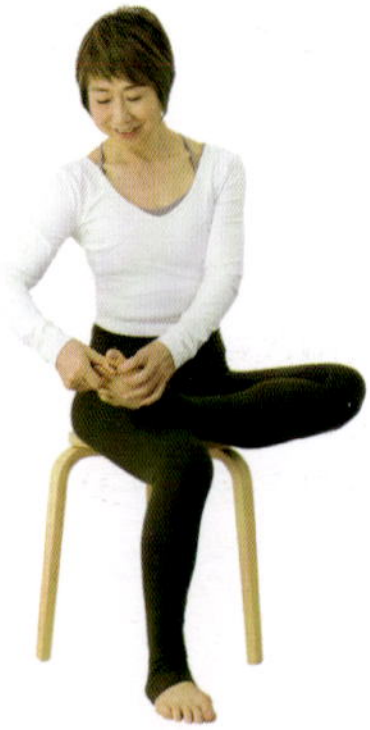

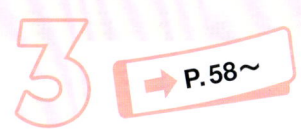

3

→ P.58～

透過靠墊的輔助可以讓身體做出正確的動作！

有靠墊就能有意識地收縮大腿內側肌肉，也可以對骨盆底肌進行鍛鍊。有這一項關鍵輔助工具，便可降低動作的難度，而且更驚人的是，身體能夠輕易就動起來。

橫躺的姿勢

沒有靠墊的時候

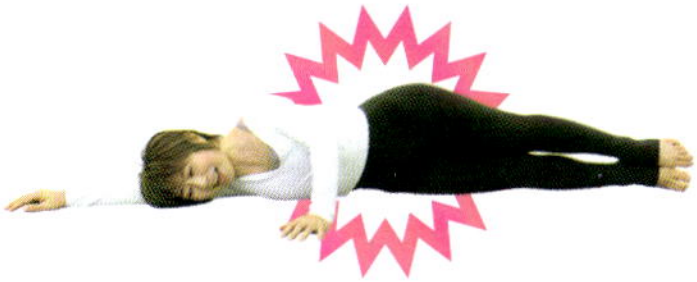

身體會晃來晃去，無法維持穩定性。
動作強度太高。

有靠墊的時候

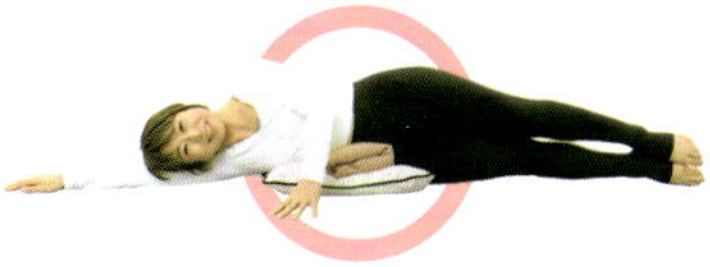

身體的穩定性很好！

背部倚著東西的姿勢

沒有靠墊的時候

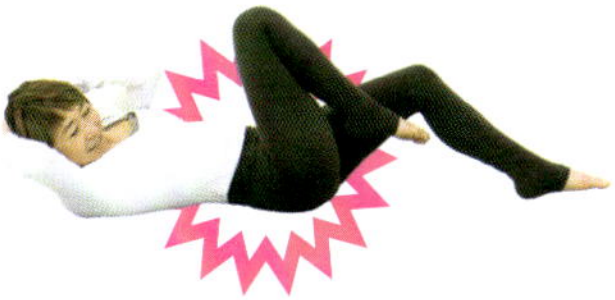

腰部容易疼痛。
動作強度太高。

有靠墊的時候

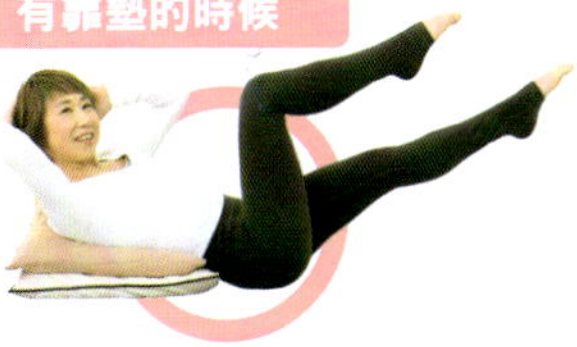

可以讓效果作用在
想產生功效的部位！

大腿夾住的姿勢

沒有靠墊的時候

很難意識到
骨盆底肌。

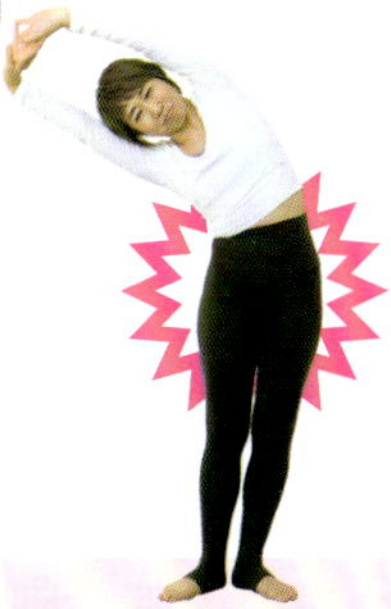

有靠墊的時候

掌握大腿內側
收縮的感覺！
減少需要注意的細節！

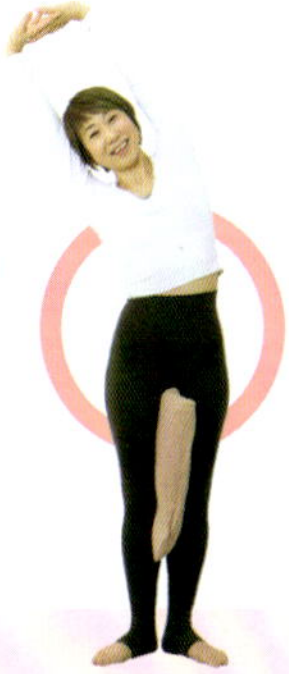

「偷懶肌」與「勤勞肌」

我們幾乎不可能平均地運用到全身的肌肉，而且肌肉會在不知不覺間分成**承受過多負荷的「勤勞肌」**與**幾乎不太使用的「偷懶肌」**。

關節部位會附著2種以上的肌肉，並且發揮各自的作用。因此能彎曲的關節也能做到伸展的動作。朝外側扭轉的關節，也能夠向內扭轉。

但是實際上，當一側的肌肉過於努力，另一側肌肉就會有偷懶的跡象。結果**導致變形或痠痛問題的產生**……這就是偷懶肌跟勤勞肌之間的關係。

再者**一直維持同樣姿勢**，也會造成偷懶肌的增加。肌肉缺乏活動就會愈來愈動不了，繼而出現衰弱跟萎縮的問題，必須謹慎小心才行。而**不常使用的肌肉也容易堆積脂肪**，形成明顯贅肉。

「偷懶肌」與「勤勞肌」

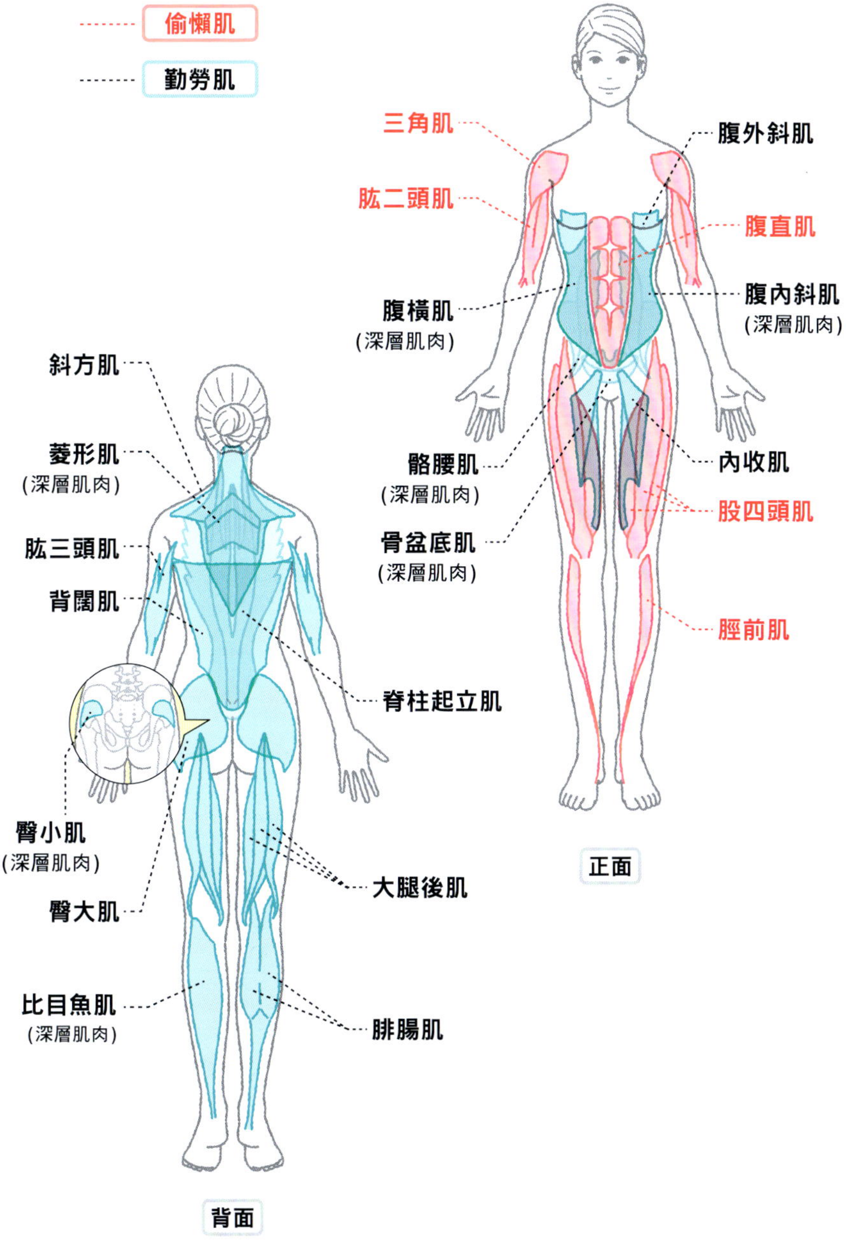

偷懶肌
勤勞肌
三角肌
肱二頭肌
腹外斜肌
腹直肌
腹橫肌
(深層肌肉)
腹內斜肌
(深層肌肉)
髂腰肌
(深層肌肉)
內收肌
股四頭肌
骨盆底肌
(深層肌肉)
脛前肌
正面
斜方肌
菱形肌
(深層肌肉)
肱三頭肌
背闊肌
脊柱起立肌
臀小肌
(深層肌肉)
臀大肌
大腿後肌
比目魚肌
(深層肌肉)
腓腸肌
背面

為何「從今天起，要將大腿內側好好地收緊！」

請坐在椅子上並將雙腳大腿緊閉。這個動作並非「將膝蓋靠在一起」喔！請要有意識地「將整個大腿都緊緊貼著」。你能維持這個姿勢多久呢？

如果覺得「好累啊」而想要馬上打開雙腿，那就是大腿內側肌肉的「內收肌」開始衰退了。也就是這個部位很可能已經轉變成「偷懶肌」。

我為什麼會在一開始就說「從今天起，要將大腿內側好好地收緊！」呢？這是因為**要想擁有美好的身體曲線，內收肌極為重要**。由於鍛鍊內收肌就能緊密連結到腹部的深層肌肉，身體的核心得到鍛鍊，腰部就自然而然地變緊實。

此外，也能更清楚察覺影響尿失禁與內臟下垂等問題的「偷懶肌」——**骨盆底肌的存在**。只要適時收緊大腿內側，不僅能維持美麗體態，更無需因身體老化而妥協生活品質。

正確「收緊大腿內側的方法」是同時收緊大腿內側、肛門（會陰部）以及腹部。雙腳膝蓋中間有距離也沒關係。可以想像是「用大腿夾住一張紙」的感覺，或許會更容易理解。

如果只是單純把膝蓋靠在一起，那是不對的。無法靈活運用髖關節，會進而影響血液和淋巴的循環，導致下半身的雕塑效果愈來愈難以達成。

POINT

正確「收緊大腿內側的方法」

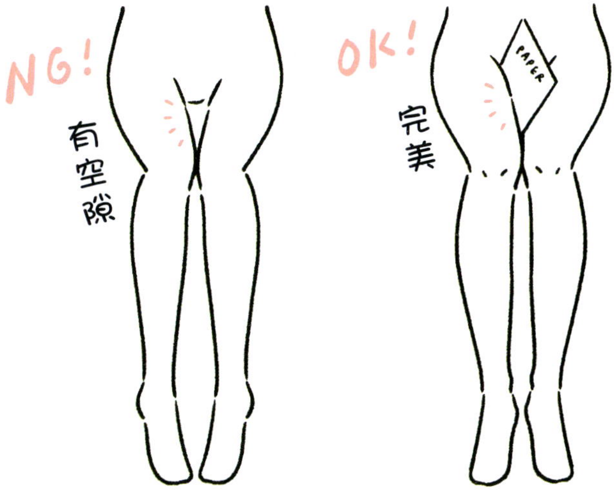

美麗從背部開始塑造

如果大腿內側是下半身的重點所在，那麼上半身的重點就是「背部」了。

我們由於文書工作或使用手機、做家事跟照顧小孩等等，有許多動作都是透過前傾姿勢來進行，因此**身體正面容易出現勤勞肌，而背面就容易出現偷懶肌**。

尤其是以肩關節與肩胛骨為中心的背部周遭肌肉很容易就會變成偷懶肌。

我個人的想法是，**美麗的身體要從背部開始做起**。雖然這個說法也有著背脊伸直跟無贅肉的背部就是美的涵義，但並非只有這些好處而已。

由於脊椎內的脊髓有自律神經通過，因此解決脊椎壓迫的問題，穩定身體核心，也能改善血液循環跟淋巴循環。我的客戶當中也有人透過運動跟舒緩動作來放鬆僵硬的背部，這不僅可以讓臉上瞬間出現血色，還有著消除水腫讓身體變輕盈和緊實的效果。

換句話說，**如果背部無法放鬆，身體就無法變輕盈，減重也會有難度**。

那麼，具體應該怎麼做才好呢？

藉由意識到下列2點，取得偷懶肌跟勤勞肌之間的平衡，就能朝理想身形邁進。

第1點，要時常**舒緩因運用過渡而變硬的勤勞肌（放鬆）**。改善血液循環可以讓身體內部的氣體交換與老廢物的排出變得更順暢。

第2點是**刺激偷懶肌，讓原本擁有的力量能夠好好發揮作用**。

POINT

舒緩勤勞肌與刺激偷懶肌

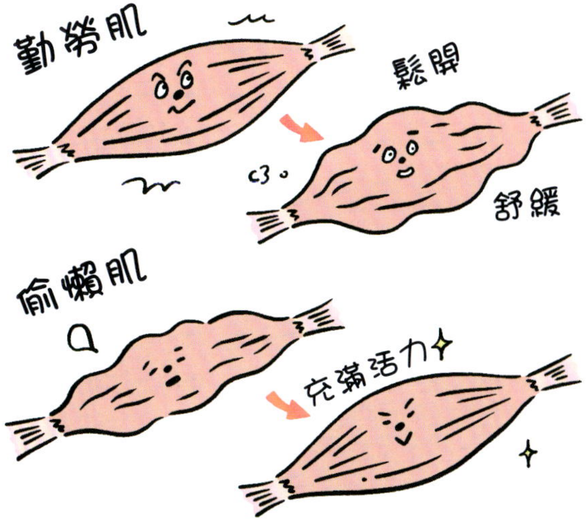

讓身形比體重數字更優美的關鍵，在於掌握正確的姿勢！

靠墊皮拉提斯的目標並非減輕體重，而是打造優美的身體線條，最大程度地發揮身體各項機能。

話雖如此，當**關節壓迫的問題解決之後，關節就會變靈活，身體活動量便能提升**，體重也會自然而然地下降，請無須擔心任何事情。

那麼何謂指標型的美好身體曲線呢？也就是正確的姿勢。在醫療保健的世界裡，針對正確姿勢有著所謂的定義，**耳垂、肩峰（肩膀上凸出的骨頭部位）、大轉子（髖關節凸出的骨頭部位）、膝蓋中央、外踝**，這幾個部位呈一直線，就是正確的姿勢。

這個姿勢可以讓骨骼、肌肉、關節、內臟等部位都回到原本的位置，並且讓身體充分發揮應有的機能。也可以改善血液循環跟淋巴循環，讓身體變緊實，並且調整身體線條。

針對現在的姿勢進行自我檢測！

作法 利用手機相機的倒數計時拍照功能，拍下側面全身照。確認身體的5個部位是否有偏離重心線。

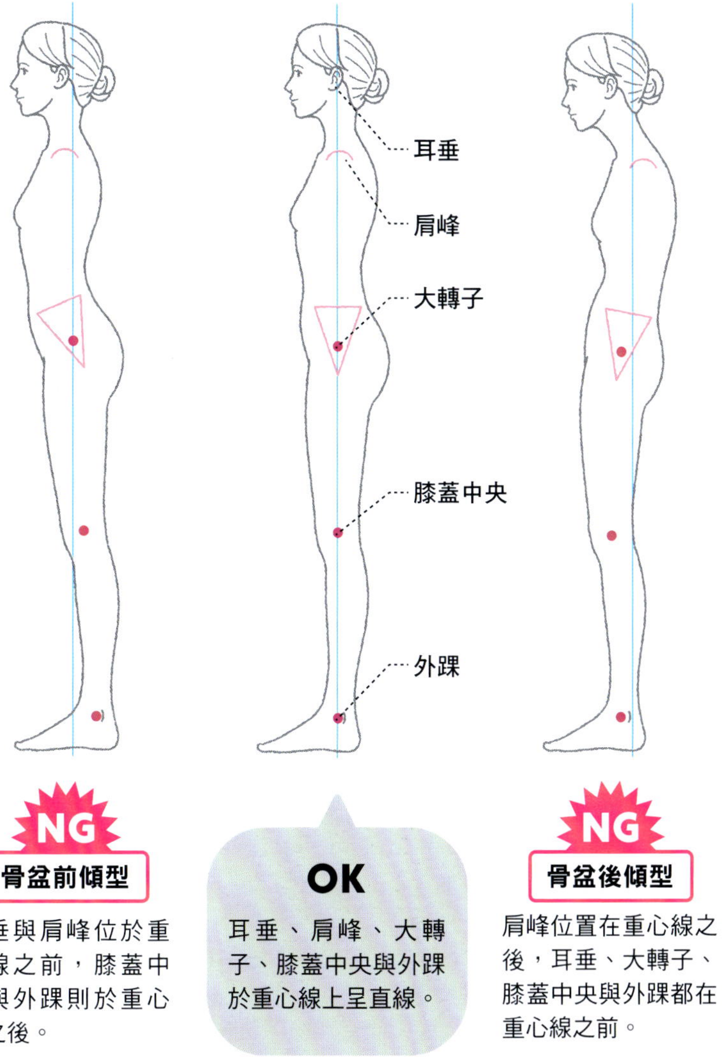

NG 骨盆前傾型

耳垂與肩峰位於重心線之前，膝蓋中央與外踝則於重心線之後。

OK

耳垂、肩峰、大轉子、膝蓋中央與外踝於重心線上呈直線。

NG 骨盆後傾型

肩峰位置在重心線之後，耳垂、大轉子、膝蓋中央與外踝都在重心線之前。

KAORU式皮拉提斯是一石三鳥的鍛鍊方式

簡單來說，所謂的皮拉提斯是**「柔軟＋肌力訓練」**。這是一種以身體變柔軟和鍛鍊軀幹為目的的運動。

KAORU式皮拉提斯更進一步融入了「矯正關節的不良習慣」，其目標是讓僵硬的關節恢復正確運動模式，並擴大可動範圍。因此，這種鍛鍊方式可謂一石三鳥，帶來多重益處。

明明想要活動關節，卻無法讓關節好好動起來的狀況。比方說，有時想要進行坐姿前彎的動作，但腰部卻因為抽筋的疼痛感而無法向前彎曲。這種時候，腰部周圍的**肌肉當中，一定會出現僵硬的部分**。這是**身體與意識之間互相干擾**的緣故。

這時候要仔細鬆開僵硬的部位，正確地進行伸展，並且矯正關節處的壞習慣。之後的鍛鍊過程也是相當的重要。

靈活運用髖關節與肩關節，身體就能輕鬆地變美麗

髖關節跟肩關節，這是在理應擴大可動範圍的關節之中，連KAORU式皮拉提斯也特別重視的部位，是人體的兩大重要關節。這兩大關節的共同點在於都是「**球形關節**」。由於接合部分是球狀跟杯狀的模樣，因此可以進行「轉動」這種大幅度的動作，是這兩處關節與其他關節之間的最大差異。

雖然想要改正壞習慣、讓動作變靈活的關節部位很多，但目前只要能

POINT

髖關節與肩關節都是「球形關節」

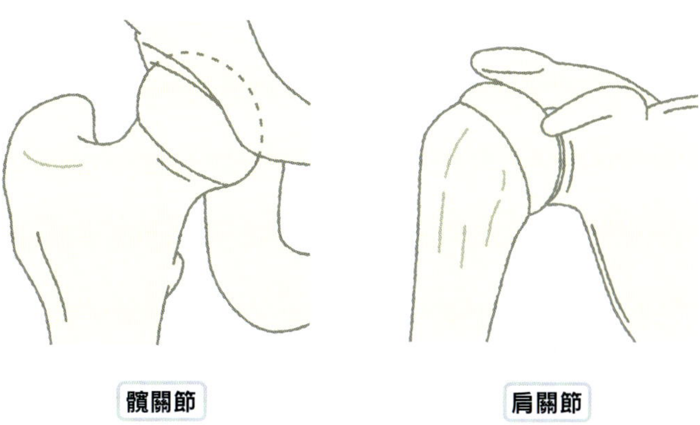

由於關節接合處是球狀的緣故，因此可動範圍很寬廣，能夠進行活動度大的運動。

夠讓這**兩大關節正確地動起來，身體就可以變得輕盈**。本書所提及的放鬆和靠墊皮拉提斯都是以擴大這兩大關節可動範圍為目標的動作。

理想是擁有放鬆和柔軟的肌肉

也許這會讓大家感到意外，所謂的理想肌肉，其實是指在舒緩後變得柔軟的肌肉。或許有些人會覺得：「怎麼回事，我的肌肉也是這樣啊」、「如果擁有柔軟的肌肉比較好，那就不用鍛鍊肌肉了」。但請等一下，理想的肌肉並非只需柔軟即可，而是要能因應需求，**擁有瞬間收縮、完成任務、發揮力量**的作用。

如果關節變得更加靈活，再加上穩定維持體態的力量，便能夠打造具備平衡感的身體。

全身肌肉受到猶如塑身服般的肌肉筋膜所包覆，於是可以連結到整個身體。因此此處的鍛鍊，不是指單一部位，**最重要的是提升全身肌肉連動性**。

所以並不是只讓勤勞肌活動，而是連同偷懶肌都必須好好地動起來，並且連結到身體的各個肌肉部位，打造整個身體的平衡。KAORU式皮拉提斯連這種理想也能夠實現。

透過正確的身體驅動與運用方式，改善大腦與身體的壞習慣，一起打造**個人史上最具機能性的身體**吧！

POINT

柔軟且可以瞬間收縮的肌肉

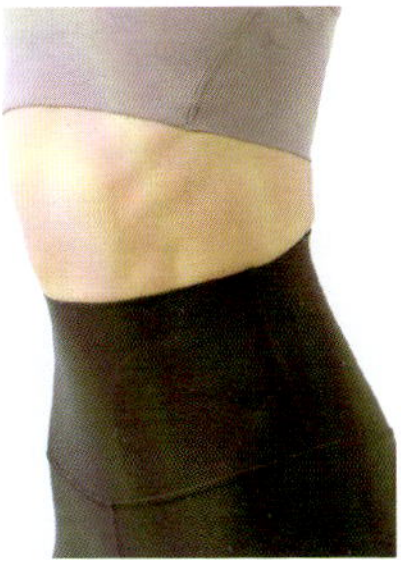

我的腹肌看起來似乎很柔軟……

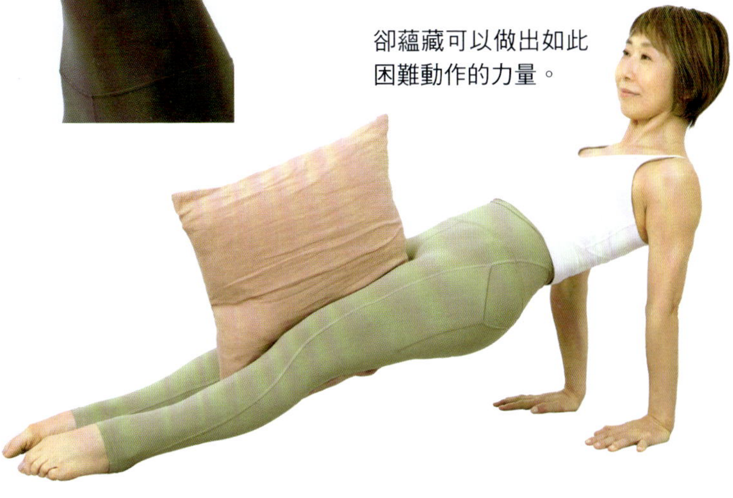

卻蘊藏可以做出如此困難動作的力量。

COLUMN

皮拉提斯的歷史

西元1915年左右，德國人約瑟夫・皮拉提斯先生在被關押於敵對國家英國的收容所時，為了當時的傷病士兵所設想的一種復健方法，這就是皮拉提斯的起源。皮拉提斯先生將醫院病床改造成鍛鍊的器具，成了皮拉提斯專用器械的雛形。

之後皮拉提斯先生被釋放並移居美國紐約，而這種可以「提升個人表現的訓練方式」在芭蕾舞者與百老匯舞者之間流行了起來，並且風靡全世界。有一說指出，皮拉提斯愛好者在全世界達1700萬人以上！由於許多韓流明星喜歡皮拉提斯，因此皮拉提斯在日本也數度蔚為風潮。

皮拉提斯經常被拿來跟瑜珈做比較，雖然兩者的動作相似，但瑜珈目的是心靈的平靜，皮拉提斯則是期許身體回復到原本的樣貌。另外，皮拉提斯與一般的肌力訓練也有很大的不同。肌力訓練目的在於提升身體表面淺層肌肉的肌力及肌肉組織的肥大化。皮拉提斯則是探索深層肌肉，目的並不是過渡鍛鍊，而是「盡可能最大限度地挖掘出身體原本擁有的機能」。

由於皮拉提斯是起源於要幫助傷患進行復健，因此其最大魅力在於無論孕婦或年長者，任何人都能進行練習。而以睡覺姿勢進行訓練動作也是可行的。實際上，在世界各地的醫院與長照機構等地方都有活用皮拉提斯的例子。

Chapter 2

什麼都不會也無妨，
首先從放鬆開始

讓關節變靈活是減重過程最重要的一部分

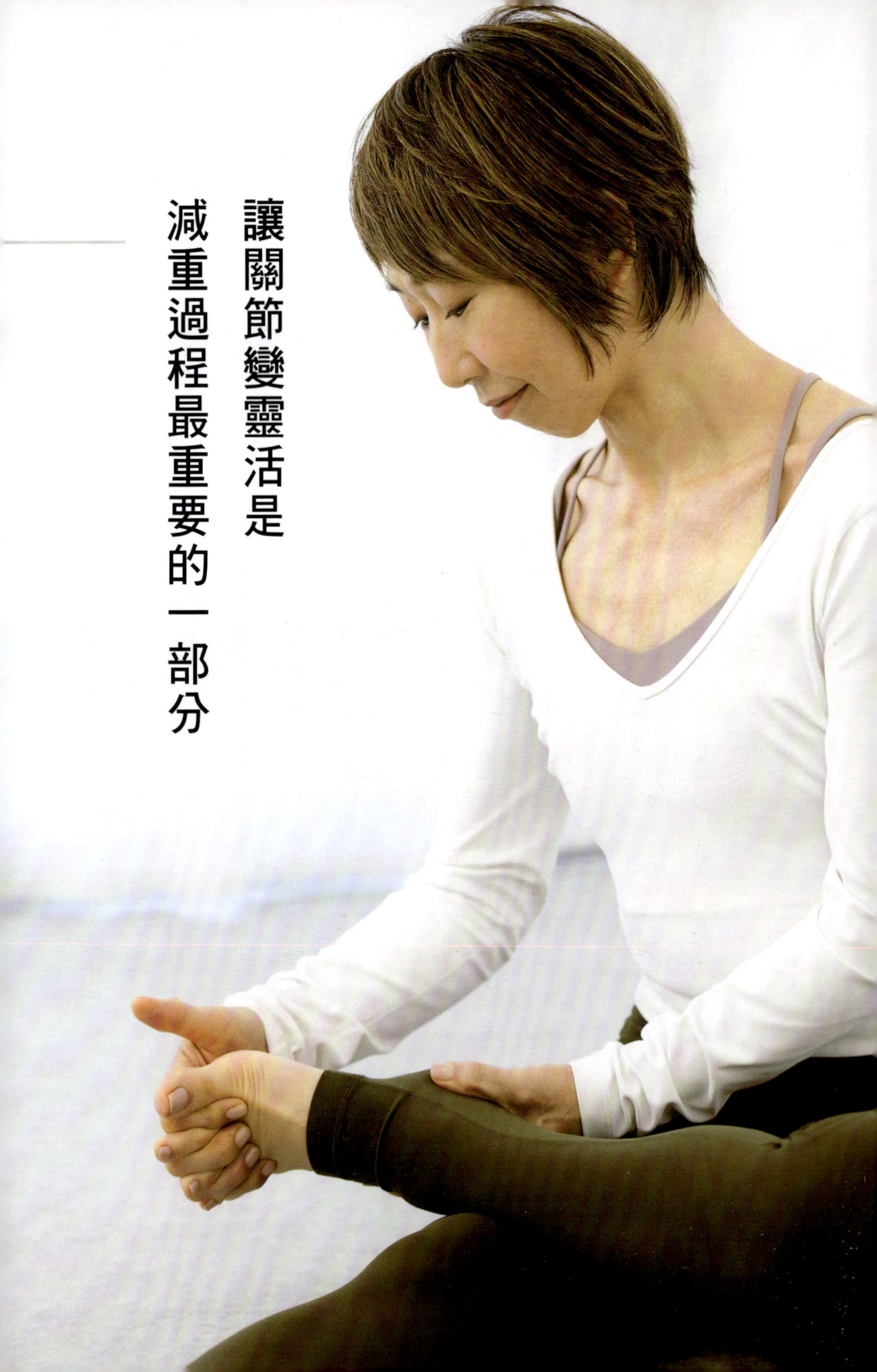

究竟該如何更有效率地減重呢？肌力訓練？散步？跑步？這些方法都沒有錯，但我覺得如果要說什麼能夠瘦得更有效率，最好的方法就是「讓關節變靈活」。

舉例來說，即便走著相同距離，關節卡卡的人走起路來，步伐跟手臂的擺動就會異於活動靈敏的人，卡路里消耗量也會有著相當大的不同。因此比起鍛鍊肌肉，我認為讓關節變靈活，對於減重來說是至關重要之事。

舒緩（放鬆）及伸展（拉緊）包覆肌肉的薄膜，也就是筋膜。調整骨骼位置，一起來擴大關節的可動範圍吧！這不僅有著能讓身體恢復應有狀態的好處，還能夠矯正體態，全身線條都會變美麗唷！

讓關節變靈活的好處，可以讓靠墊皮拉提斯變得更容易進行，也會提升動作的效果。建議將筋膜放鬆視為皮拉提斯的預備運動，並且養成每天做的習慣。

準備的用品

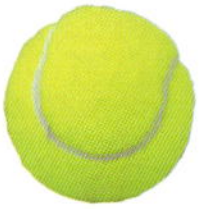

網球

or

洗臉巾

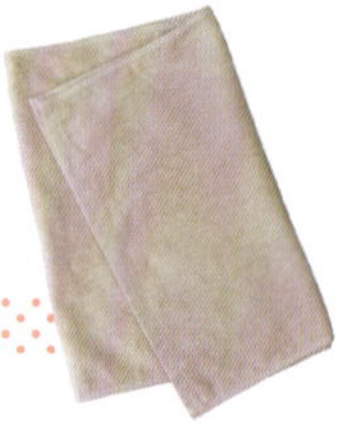

雖然筋膜放鬆的方法有很多種，但我個人建議可以使用網球來進行。或許有些讀者「家裡沒有網球！」，因此本書會介紹使用手部以及洗臉巾來舒緩筋膜的方法。

KAORU式皮拉提斯推薦使用網球來放鬆！

想知道「該如何使用網球來放鬆筋膜？」的各位，請務必要閱讀我的著作《テニスボールダイエット（網球減重法，暫譯）》。另外，從第46頁開始的放鬆教學內容，附上了可以觀看網球放鬆法的QR Cord。

關於網球的部分，也可以使用日本百圓商店販賣的球。只是如果使用的球過於柔軟，筋膜放鬆的效果就會比較差，因此建議可使用以罐裝販賣的「壓力球」。

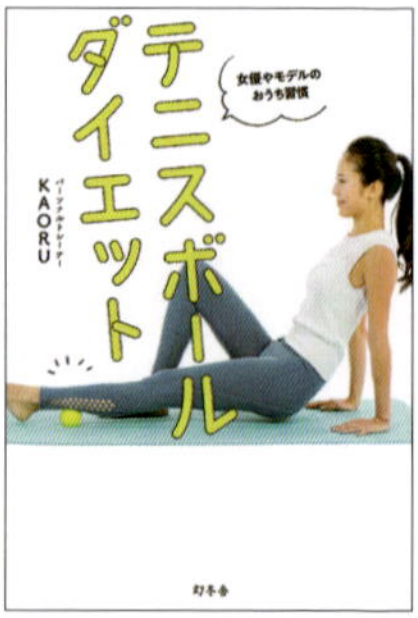

《女優やモデルのおうち習慣
テニスボールダイエット》
KAORU著（幻冬舎）

網球的替代品……

打 2 個結的洗臉巾

製作方法

準備 1 條薄洗臉巾。

用力打好 1 個結。

打結處再打 1 個結，洗臉巾呈圓球狀即準備完畢。

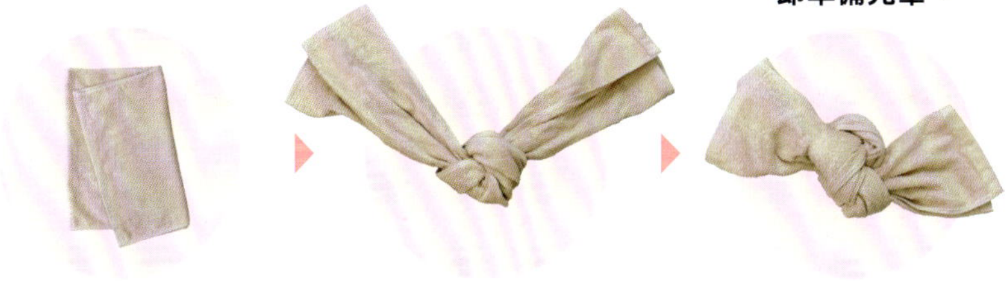

使用軟尺測量身體尺寸，更能立即有感！

如果家中有軟尺，不妨在進行舒緩動作和運動前後測量身體尺寸，這樣更能直觀感受到動作的效果！說不定，你會比第 20 頁中的學員們更快體會到即時的變化呢！

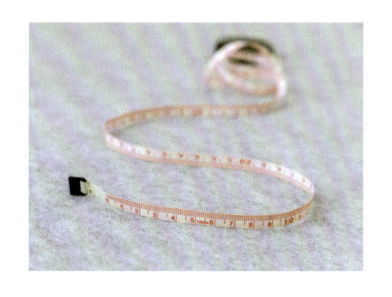

透過影片
CHECK!

腳底放鬆

只要養成每天做的習慣，不僅能調整骨盆，還能直接影響瘦腰的成效。此外，冬天也不再擔心手腳冰冷！

可以
由此確認
網球放鬆法

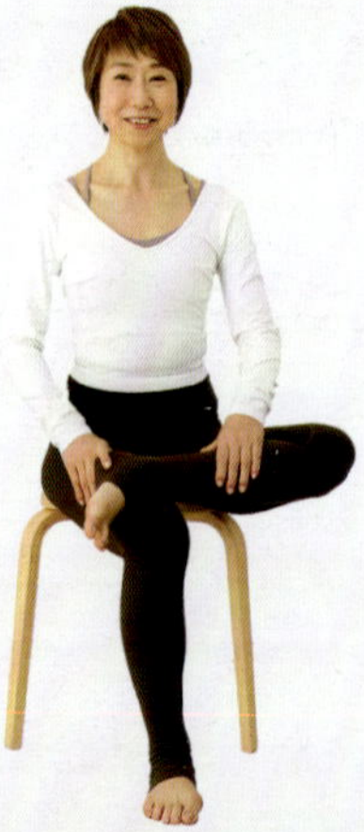

1

逐一抓住每根腳趾並前後扳動。以右手大拇指跟食指逐一拉動腳趾。

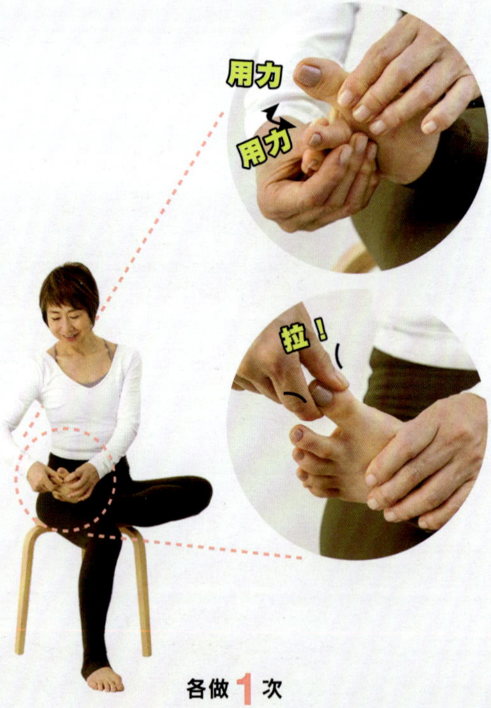

各做 1 次

2

坐在椅子上，背脊伸直，左腳腳踝壓在右腳大腿上。

做5次

3

右手手指用力握住5根腳趾。

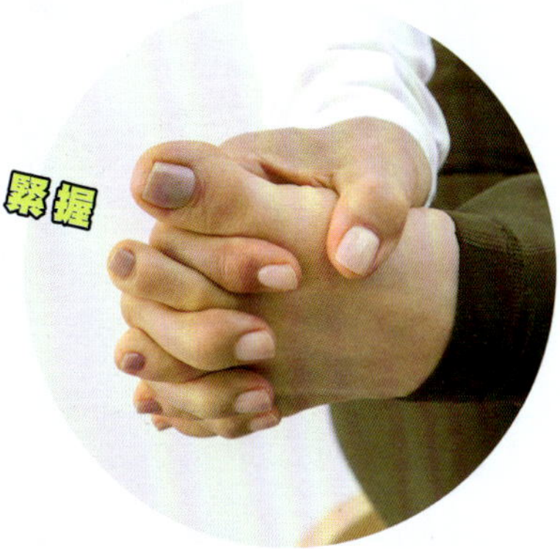

順逆時針各轉5次

4

以步驟3的狀態，將左手當成腳踝的支撐點，轉動整個腳踝到腳掌的部位。

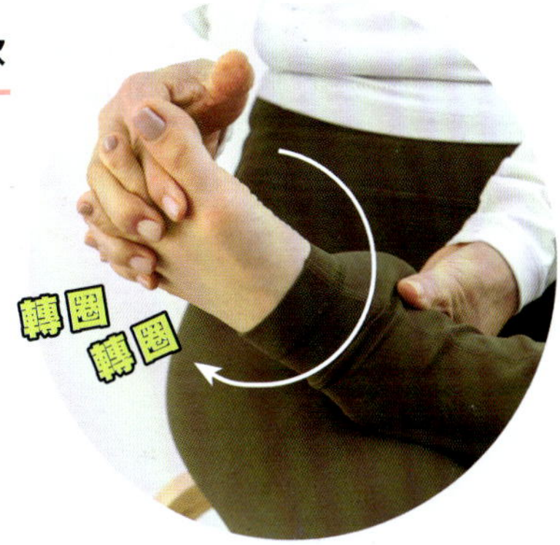

來回做10次

5

將左腳小腿肚靠在右側膝蓋並上下來回摩擦。另一腳同樣重複步驟1～5的動作。

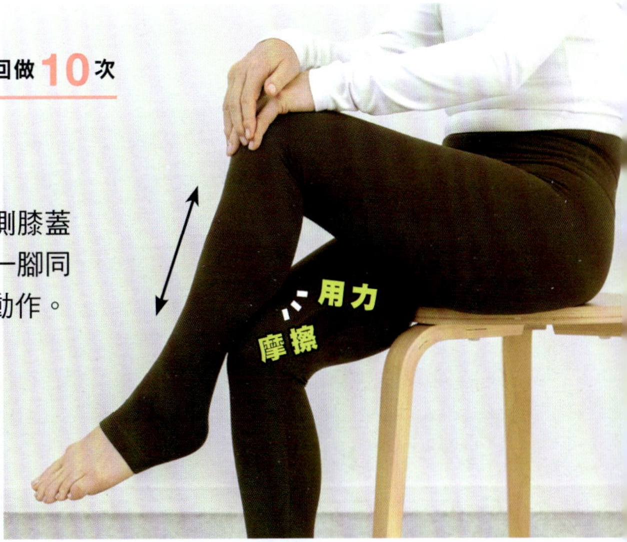

大腿內側放鬆

可以同時對付髖關節與大腿內側肌肉。
也能夠擊退下半身的水腫問題。

透過影片CHECK!

可以由此確認網球放鬆法

1

坐在椅子上，並將腰部跟背脊挺直，雙腳打開至極限，雙手輕輕握住膝蓋。

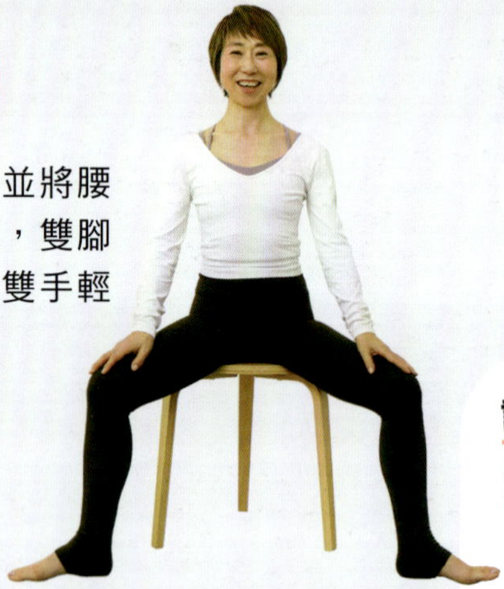

請不要扭轉肩膀，將肩膀推得太裡面！

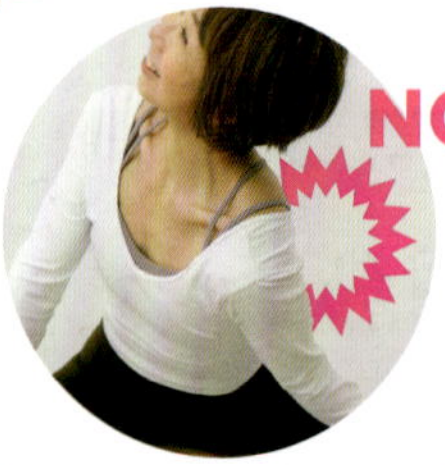

左右交互各做5次

2

上半身向前傾，一邊將右肩向內推，一邊將右膝往外壓，伸展大腿內側。大腿內側伸展到極限時，維持5秒鐘不動（請別忘記呼吸）。身體回到原本的位置，接著再從將左肩向內推開始，進行同樣的動作。

請不要停止呼吸

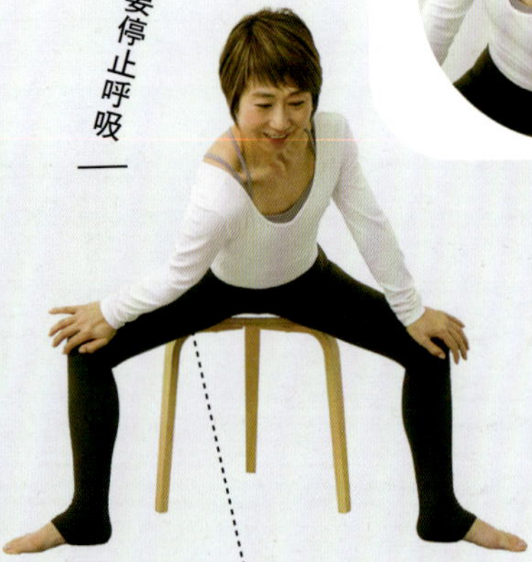

此動作主要是伸展大腿內側，而非肩膀。

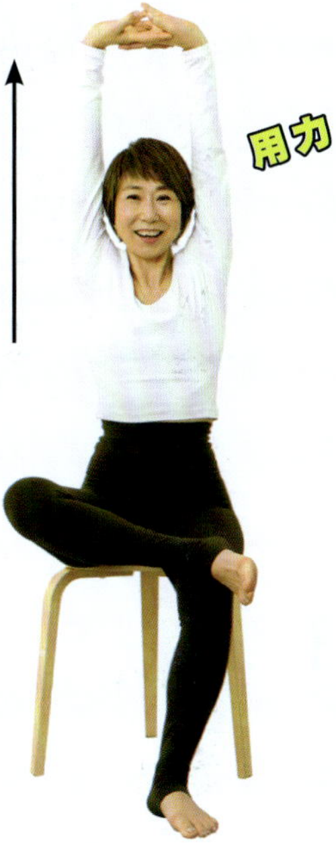

3

將右腳腳踝壓在左腳大腿上。雙臂上舉，雙手於頭部上方處交握並伸展背部。

左右各做3次

4

雙手放下，伸直背脊，一邊將臀部向後推，一邊緩緩將上半身前傾。臀部肌肉伸展到舒服的位置時，維持10秒鐘不動。另一側腳踝壓在大腿上方後，同樣進行步驟3～4的動作。

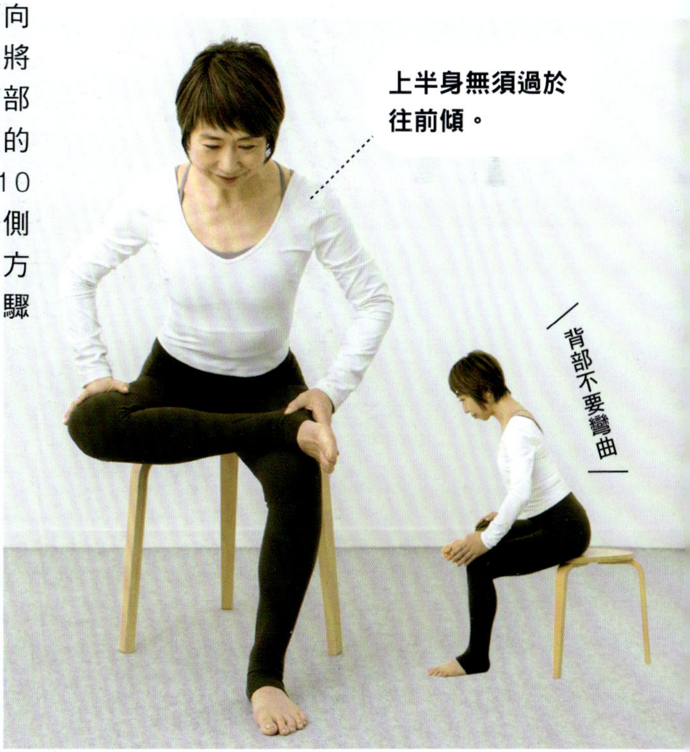

骨盆底肌放鬆

透過影片 CHECK!

剛開始可以依照體重來調整動作。
具有改善尿失禁的效果。

1

將薄洗臉巾打2個結，做成1個圓球狀(第45頁)。

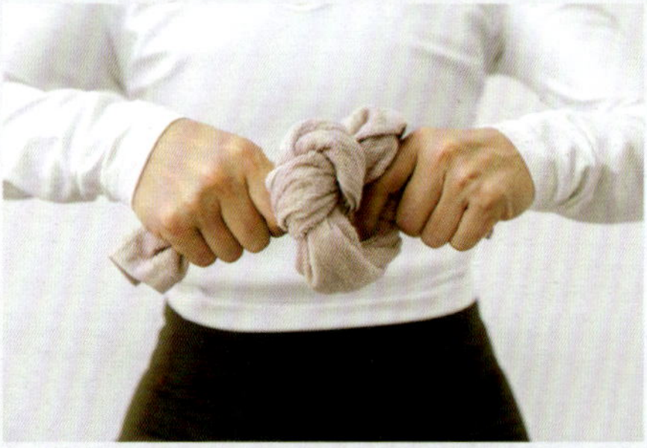

2

將毛巾球置於會陰部碰得到的角度，接著坐在圓球上方。身體輕輕地搖擺，上下晃動，可以舒緩骨盆底肌。

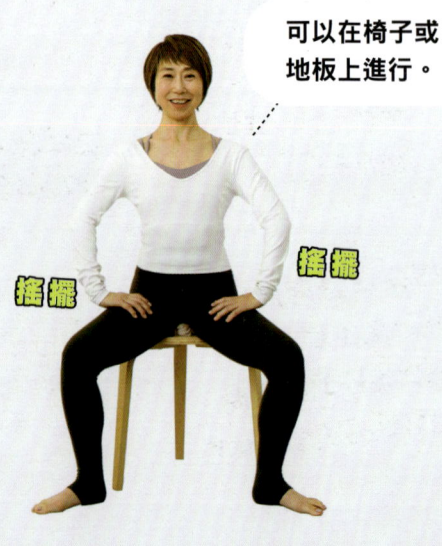

3 做10次

以彷彿要收緊陰道的感覺，夾住毛巾球。

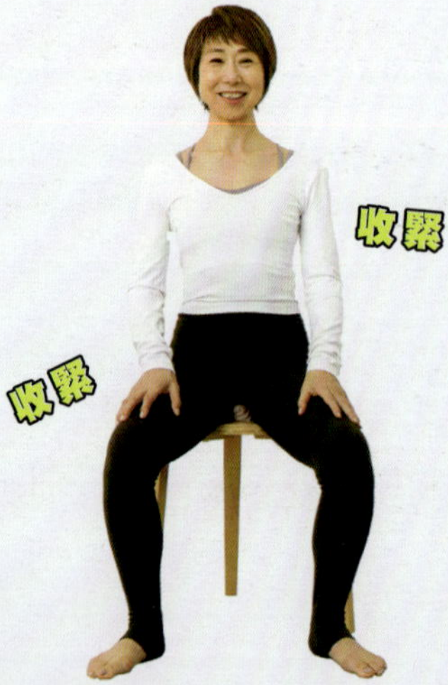

透過影片 CHECK!

下腹部放鬆

刺激髖關節周圍的深層肌肉。
具有保護骨盆及改善血液循環的效果。

1

將洗臉巾做成的圓球置於下腹部左側處，身體呈俯臥姿勢。

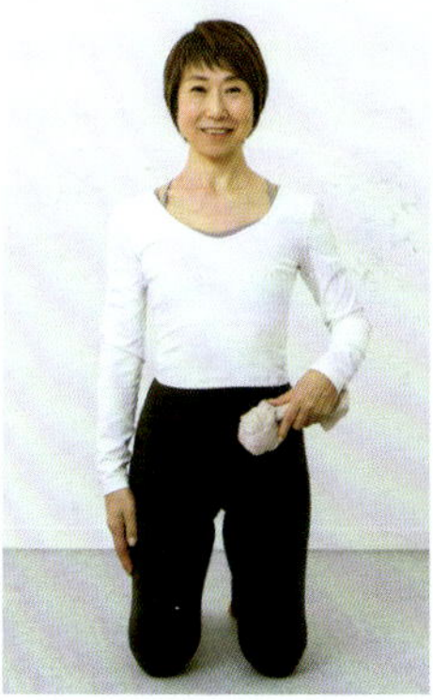

左右各做 1 次

2

圓球側的一腳，膝蓋輕輕朝外側彎曲，另一側腳則伸直。將身體重量壓在圓球上方，維持10～20秒不動。另一邊也以同樣方式進行。

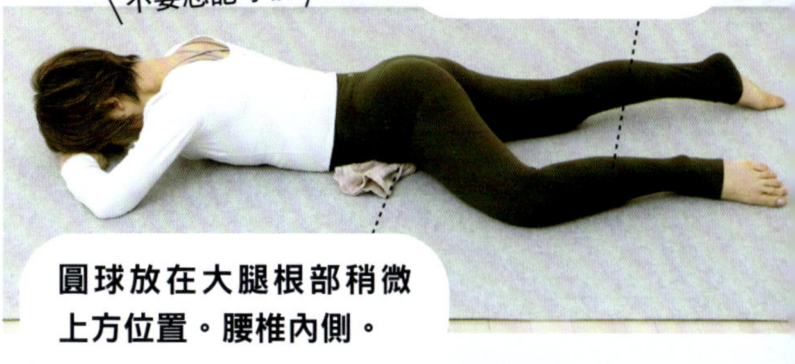
不要忘記呼吸
腳不要張得太開，效果會更好。
圓球放在大腿根部稍微上方位置。腰椎內側。

如果膝蓋彎曲會感到疼痛，
或某處出現
快要抽筋的感覺時，
也可以將雙腳都伸直！

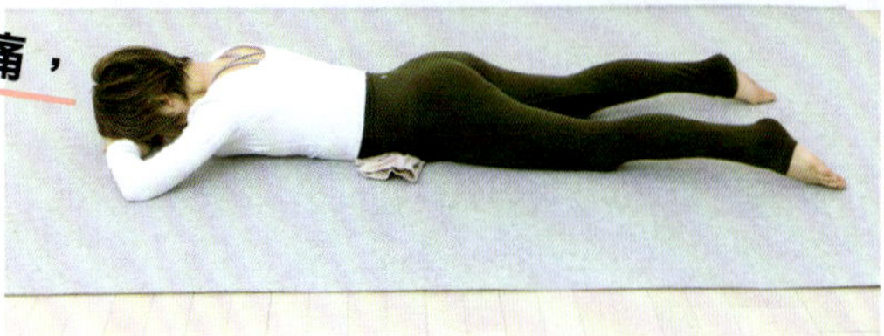

肩膀周圍放鬆①

透過影片 CHECK!

肩胛骨伸展

在身體可負荷的狀況，擴大肩胛骨與肩關節活動範圍。
將意識集中在將肩胛骨打開跟內收的動作上。

可以由此確認網球放鬆法

1

四肢著地。手腕位於肩膀正下方位置。腋下收緊，肩膀不要向上抬。

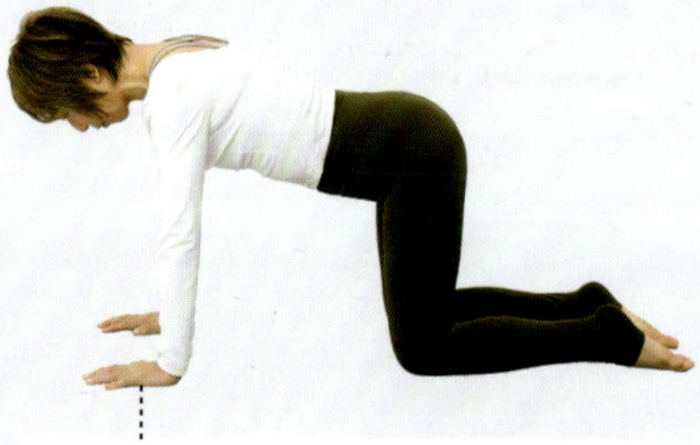

雙手張開的幅度不要比肩膀窄。

做5次

2

肩胛骨向內收（軀幹下沉），張開（軀幹向上抬起）。重複進行這套動作。

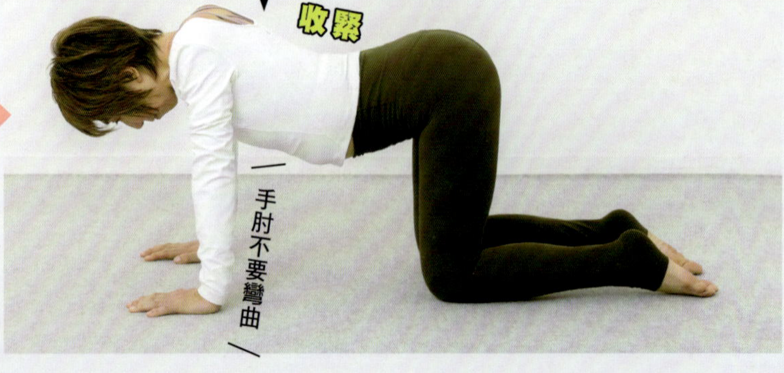

來回各做5次

3

習慣這項動作的人，可以維持肩胛骨向內收的動作，讓驅幹左右搖擺。接著再以肩胛骨向外打開的動作，讓軀幹左右搖擺。

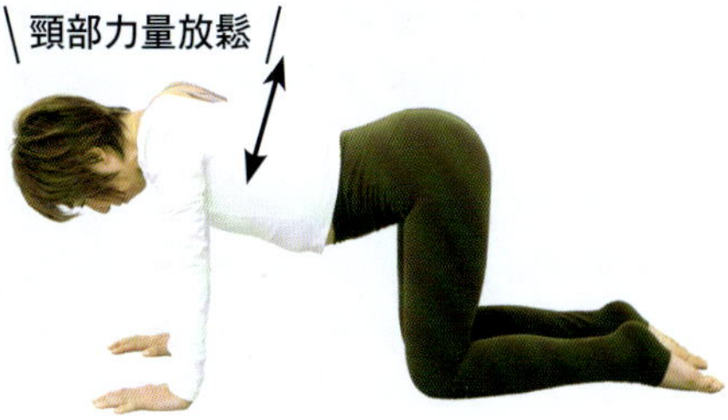
頸部力量放鬆

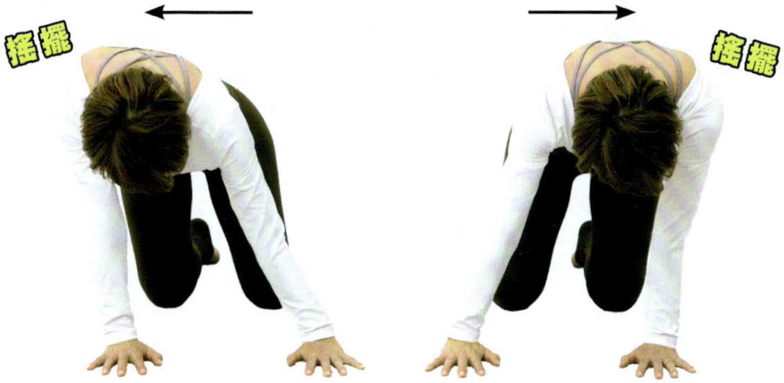
搖擺
搖擺

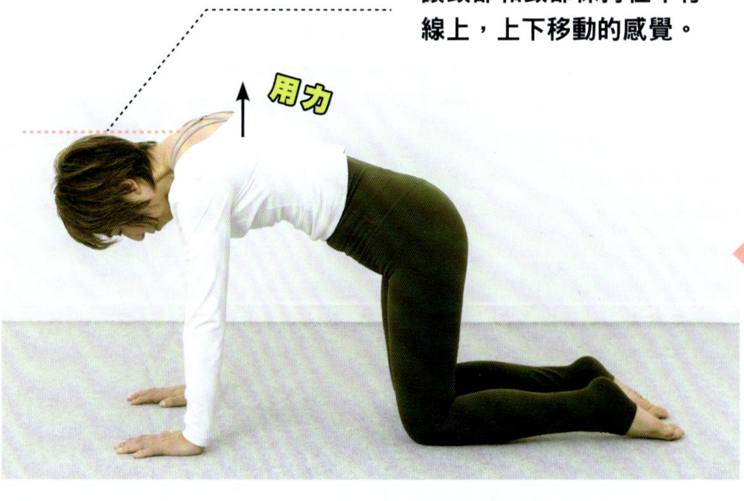
讓頭部和頸部保持在平行線上，上下移動的感覺。
用力

肩膀周圍放鬆②

透過影片 CHECK!

前臂伸展

特別推薦給以文書工作為主的人。
這個動作可以舒緩前臂到手指的部分。

可以由此確認網球放鬆法

1

採正坐坐姿，雙腳腳趾不要重疊，將往前伸展的手心向後轉180度著地。雙手位置與肩同寬。

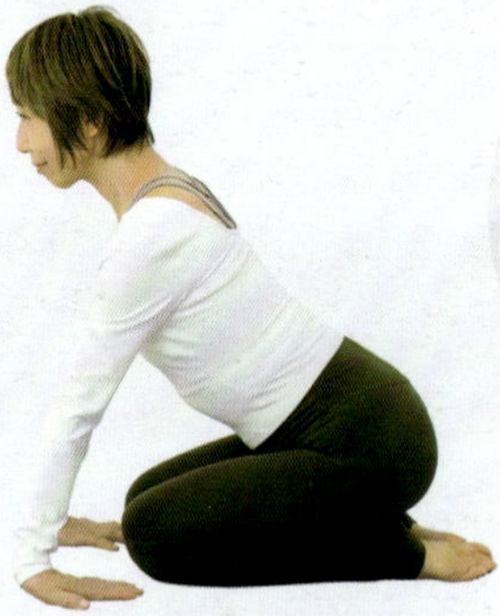

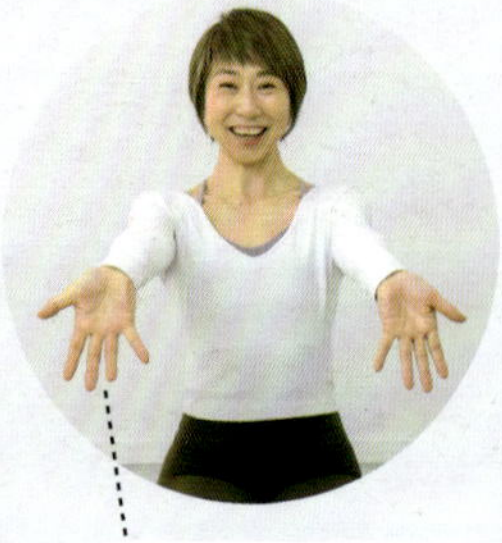

手指用力伸展，雙手打開。

左右交互各做 20次

2

肩胛骨下沉，臀部向後方推。以手掌踏步的感覺「1、2、1、2……」，左右手肘交互彎曲與伸直，伸展手掌與整個手臂。

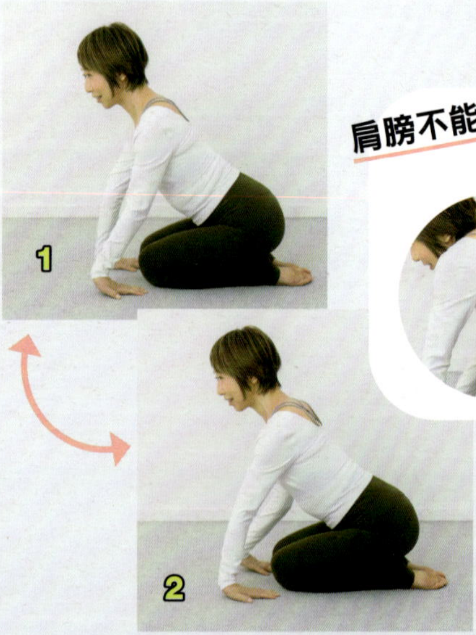

肩膀不能抬高！

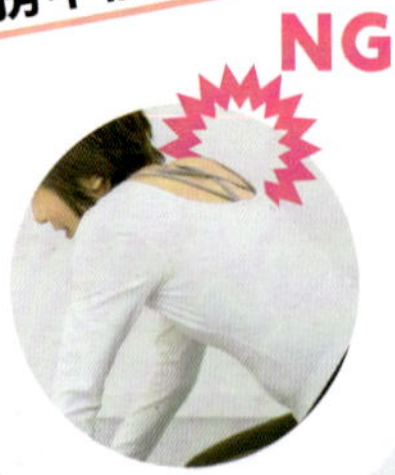

\ 特別篇 /

嬰兒式

在伸展運動（彎曲身體的動作）之後做這個姿勢。
如果腰部感覺不適，請馬上透過這個姿勢進行舒緩。

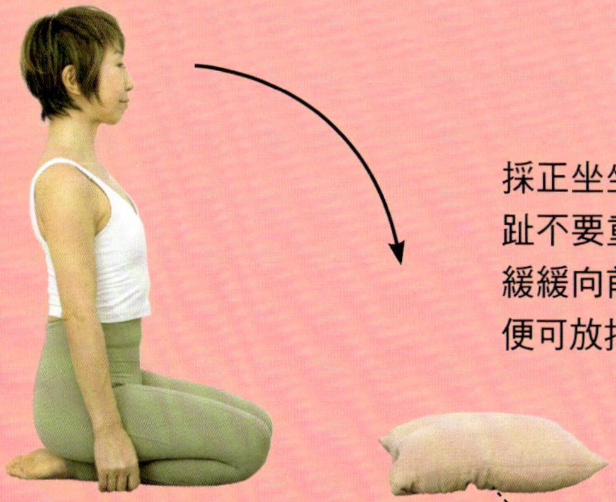

1

採正坐坐姿，雙腳腳趾不要重疊，上半身緩緩向前傾，一下子便可放掉力氣。

靠墊置於前方，將額頭靠在上面會很舒適。

\ 腰部左右搖擺的動作也會變得很舒服 /

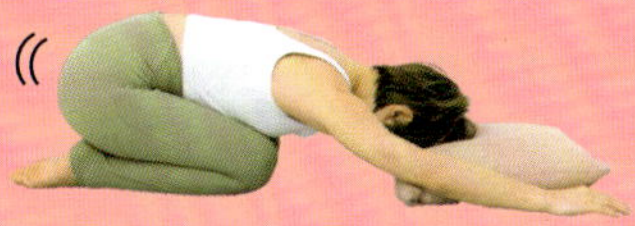

2

想像將脊椎骨一節節由下往上的感覺，抬起上半身，最後再緩緩抬起頭部。

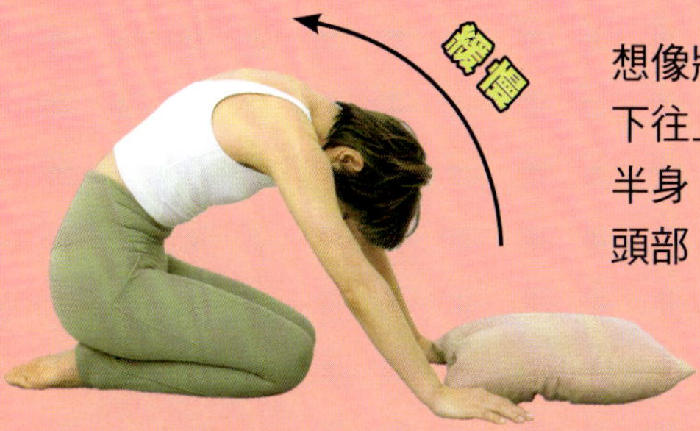

無須評論自己的身體

我一定要傳達給各位的是「無須對自己身體施予好或壞的評價」。身體狀況每天有所不同是理所當然之事。比方說前一天的宿醉，持續進行文書工作而導致手臂僵硬，因為穿著鞋跟過高的鞋子造成小腿肚疲勞⋯⋯等等。

我有許多客戶跟學生在這種時候會低著頭表示「不可以過著不健康的生活吧」。但沒有什麼事情是不可以的。雖然觀察自己的身體狀態是很重要的事情，但給予好或壞評價則毫無意義。

勤奮努力的人士容易陷入「我怎麼能這樣，必須想想辦法」的這類想法，但請有意識地試著讓自己甩開這種思考模式吧！

自己嘗試做運動時，今天手臂是朝外側的時候容易動作，還是往內側的時候比較吃力，只需要思考這些事情就可以了。減少自我否定的行為，也會變得能開心面對自己的身體。

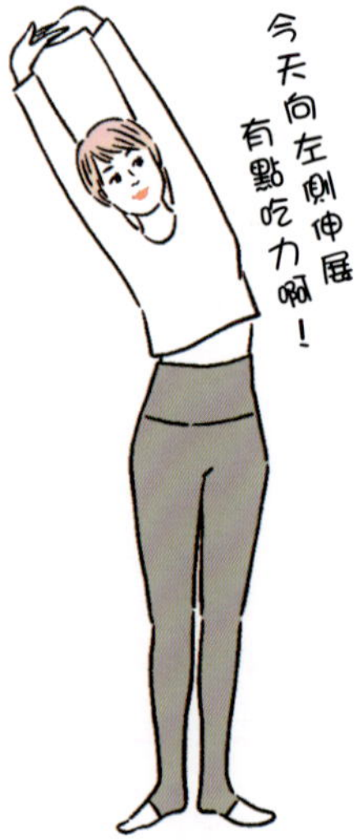

經常觀察自己的身體狀態是打造健康美好身形的第一步。請繼續愛惜這具絕無僅有，唯有你個人才能夠擁有的身體。

Chapter 3

透過靠墊皮拉提斯
朝腰瘦美人邁進

打造小蠻腰的關鍵是作為偷懶肌的「腹斜肌」

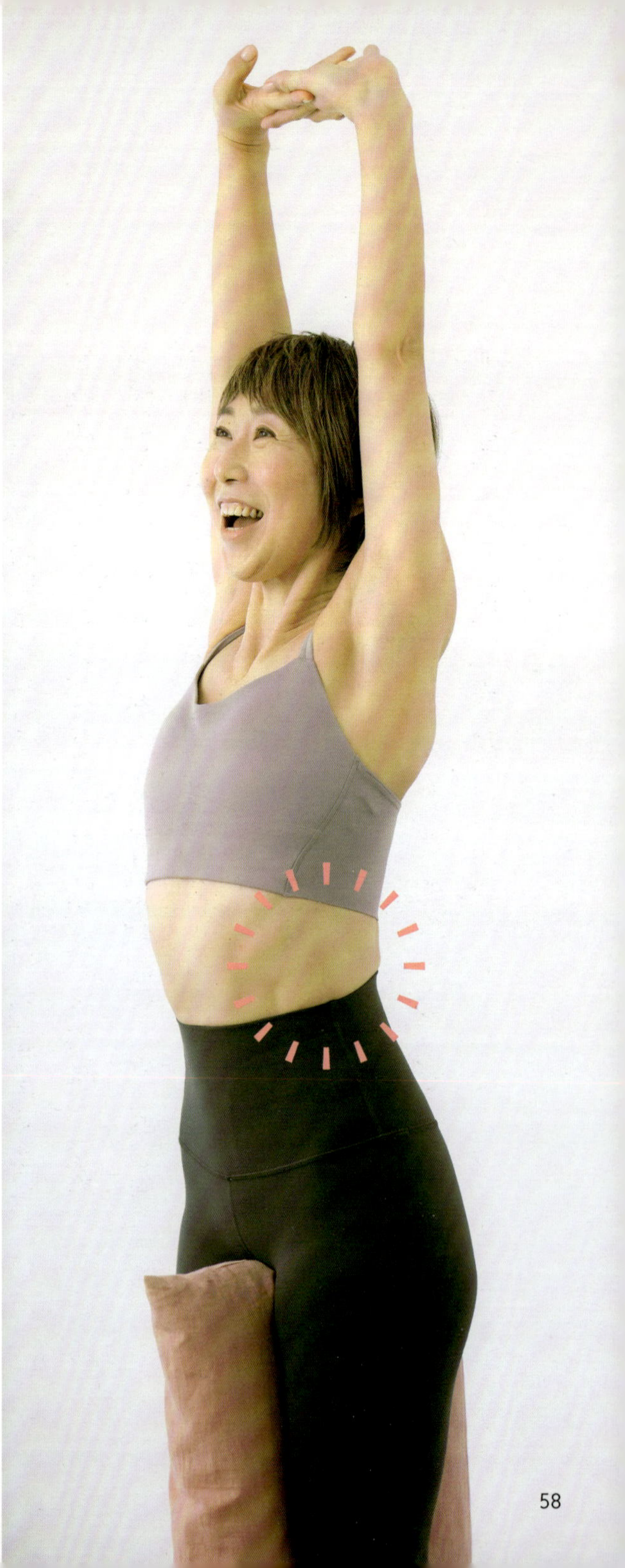

應該有很多人想練出如同板巧克力般被稱為「六塊肌」的腹肌吧！但實際上六塊肌跟腰腹周圍的粗細毫無關聯。位於腹部正面的腹直肌是「勤勞肌」，要鍛鍊出六塊肌就不是困難的事情。

另一方面來說，打造小蠻腰需要仰賴腹部側邊斜向延伸的「腹斜肌」。腹斜肌是由腹外斜肌與作為深層肌肉的腹內斜肌這2種肌肉所組成。在這我將2種肌肉統稱為「腹斜肌」。腹斜肌將肋骨與骨盆連結在一起，可以維持軀幹的穩定度，並且具有防止內臟下垂的使命。藉由鍛鍊腹斜肌，可以緊實側腹部，打造出理想的小蠻腰。

況且就人體構造來說，位於腹部正前方的腹直肌容易變成勤勞肌，腹斜肌就會變得不容易鍛鍊。這裡我將要介紹利用靠墊皮拉提斯來進行的鍛鍊動作，喚醒作為偷懶肌的「腹斜肌」，讓作為勤勞肌的「腹直肌」休息。

準備的用品

當然是靠墊！

為了能簡單、安全、有效地
進行KAORU式皮拉提斯，
請準備靠墊。

大小為**45公分×45公分**左右的最好。
如果是**可以折成兩折的柔軟靠墊**更好。

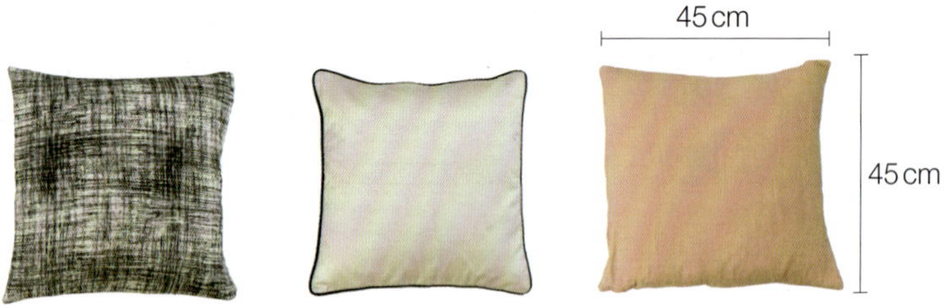

最多使用3個靠墊。

如果沒有靠墊，也可以使用浴巾或枕頭！

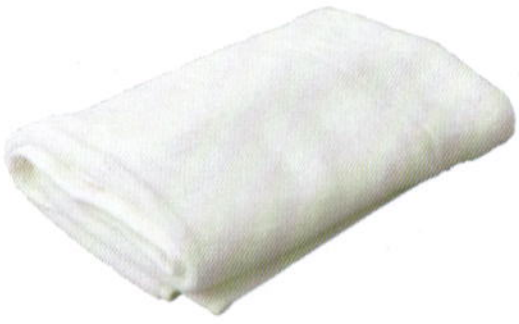

提高效果的方法

POINT

1

動作保持一定的速度

練習皮拉提斯的時候，最重要的是要保持一定的速度。理想是「行雲流水般的動作」。這是創始人約瑟夫・皮拉提斯先生所提倡的6項原則之1（其他5項為呼吸、專注、控制、核心、精確）。

2

不做超出可動範圍的動作

「動作再大一點」、「再高一點」等等，嚴格禁止這類太過努力的情況。請仔細地按部位依序進行動作。捨棄「身體動作愈大愈能動得起來」的想法，將「如何讓關節在自己可動範圍內動得更流暢」視為目標。

3

用力吐氣時別忘了要呼吸

要有意識地用力吐氣到有聲音的程度。一旦忘記呼吸，肌肉的動作就會停下來。因此請牢記「呼吸與動作要相互配合」。

4

不能只用膝蓋擠壓靠墊。要以整個大腿將靠墊夾住

大腿夾靠墊的動作可以有效訓練大腿內側的內收肌。如果光靠膝蓋擠壓靠墊，是無法對內收肌產生作用的。

5

無法好好進行動作是肌肉僵硬而不是缺乏肌力

身體無法好好進行動作及疼痛、抽筋是因為肌肉僵硬的緣故，並不是因為「缺少肌力」。如果時常進行與個人訓練方式對應的放鬆運動，將會出現令人意想不到的進步。

進行靠墊皮拉提斯前

將骨盆調整至正確的位置

正中位置

在本書中絕大多數的動作都會使用到，是一種可以穩定身體核心的姿勢。基準為左右側的髂前上棘（凸出來的骨頭）與恥骨聯合構成三角形。

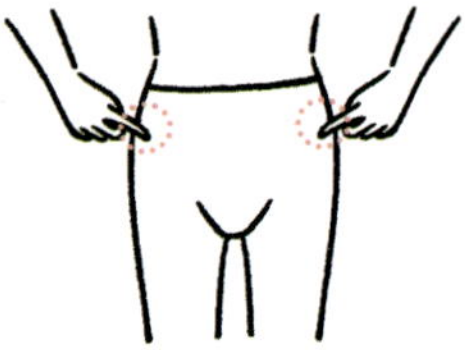

左右側的髂前上棘

仰躺

髂前上棘與恥骨聯合所構成的三角形與地面呈平行便是正中位置。腰部與地面間自然呈1個手掌的空隙。

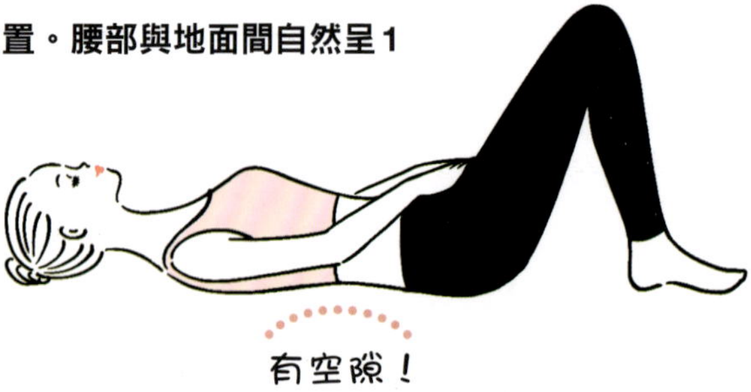

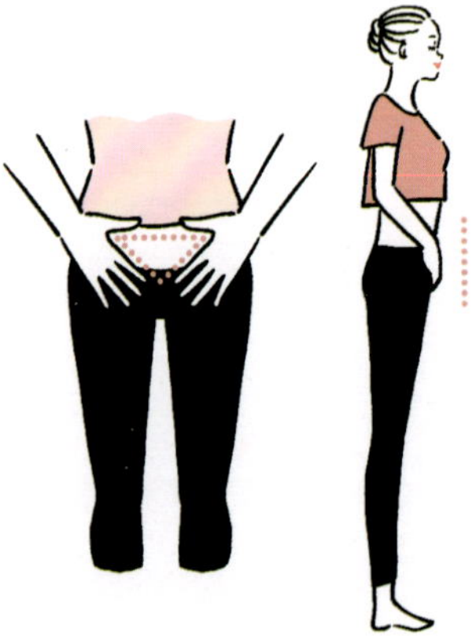

站立姿勢

手指在腹部上面指向恥骨方向比出個三角形。三角形與地面呈垂直狀態為正中位置。

為避免腰部不適，在進行皮拉提斯前，必須有意識地調整骨盆位置。接下來，將介紹2種基本姿勢。

印平位置

這是在仰躺狀態下進行「雙腳扭轉」、「空中身體扭轉」時會使用的姿勢。必須是「腰部與地面間的空隙」完全消失的狀態。可以減少腰部的負擔。

仰躺姿勢

骨盆微微往後傾，讓下腹部呈凹陷狀態，
骶骨至腰部呈現緊緊貼著地面的感覺。

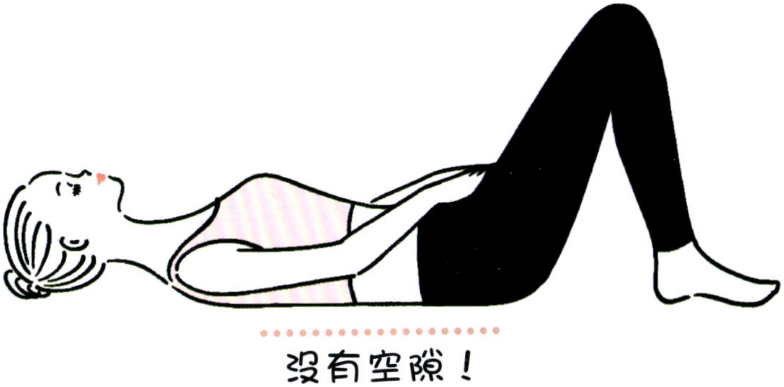

腰腹伸展

這項動作活用在芭蕾舞的基本姿勢。
頸部連同肩膀和脊椎一起舒服地伸展，可以打造出小蠻腰。

瘦腰動作1

透過影片CHECK!

骨盆位置 正中位置

1

以大腿內側夾住靠墊，站直。腳跟併攏，腳尖朝外張開。髖關節用力轉向外側，臀部收緊，腳跟踩住地面。

如同芭蕾舞者般的站姿。

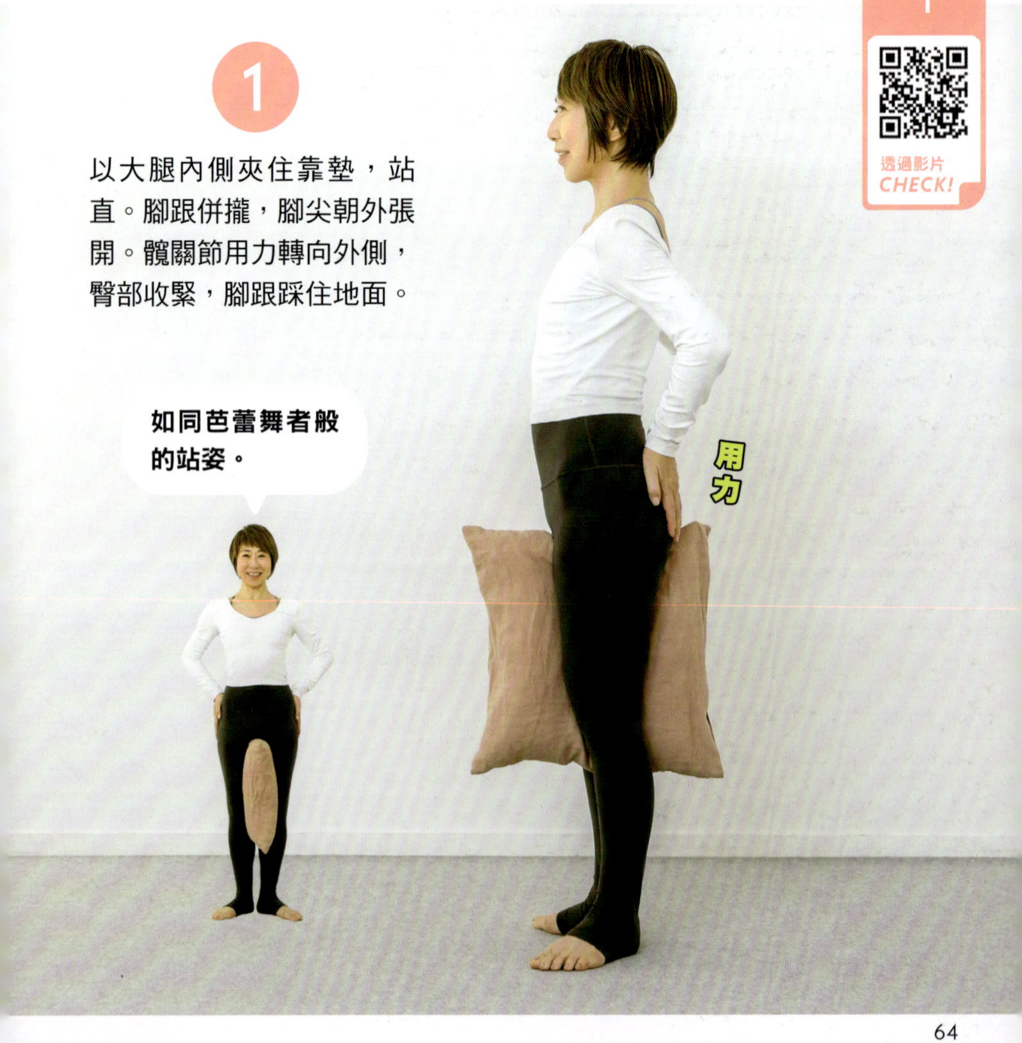

左右交互各做5次

2

雙臂向上伸，雙手於頭部上方十指交握。想像要將肚臍拉長的感覺，伸展身體。一邊吐氣，一邊將上半身往右傾。

3

一邊吸氣，一邊將上半身回復到原來位置，接下來將身體往左傾。

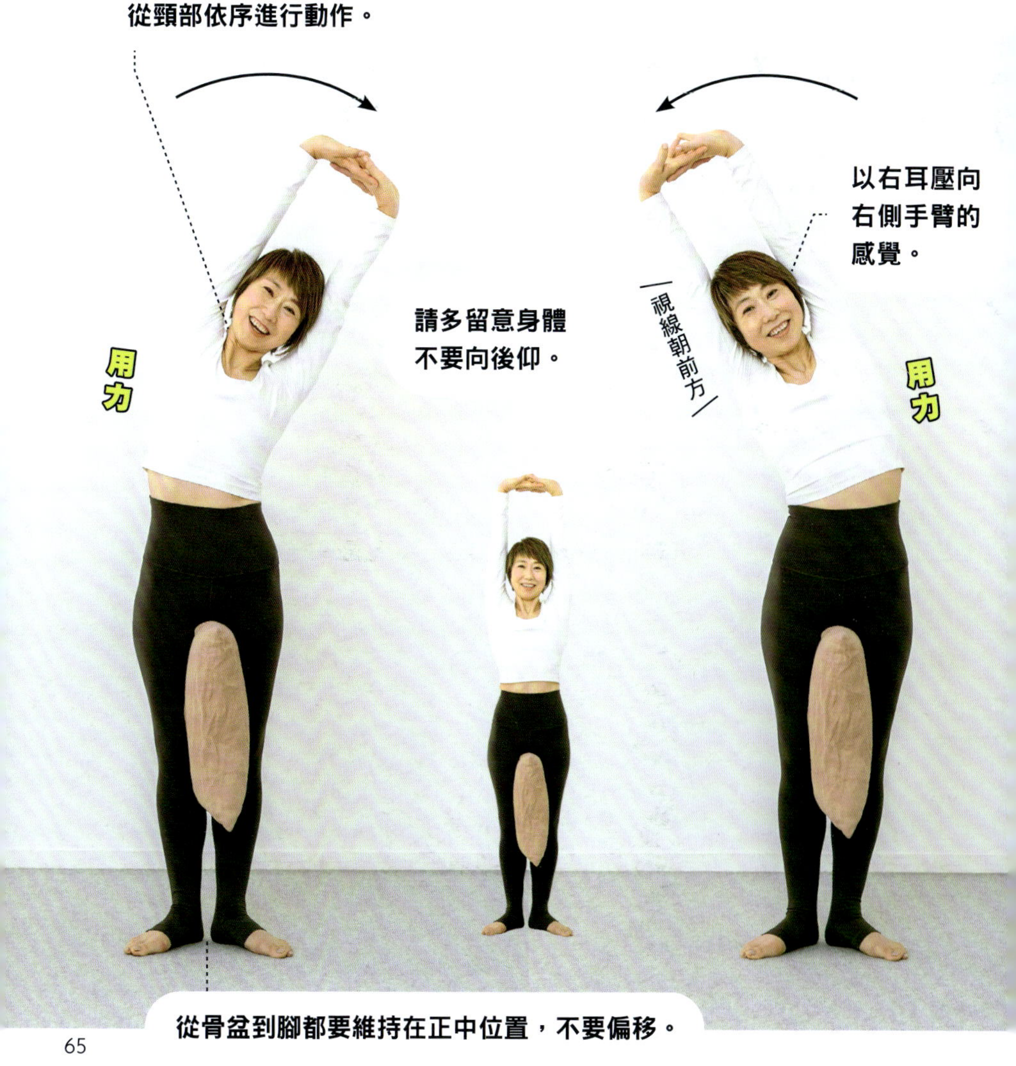
從頸部依序進行動作。
以右耳壓向右側手臂的感覺。
請多留意身體不要向後仰。
視線朝前方
用力
用力
從骨盆到腳都要維持在正中位置，不要偏移。

瘦腰動作2

扭轉腹部肌肉

一邊緩緩吐氣，一邊將上半身抬起，收緊肋骨。
不只對腹部有效果，也會對大腿內側跟胸部產生作用。

骨盆位置 正中位置

1 將第一張靠墊放在頭部至肩膀的位置，仰躺。以大腿內側夾住第二張靠墊。膝蓋彎曲成直角，以腳尖著地。將雙手至於後腦杓處。

透過影片 CHECK!

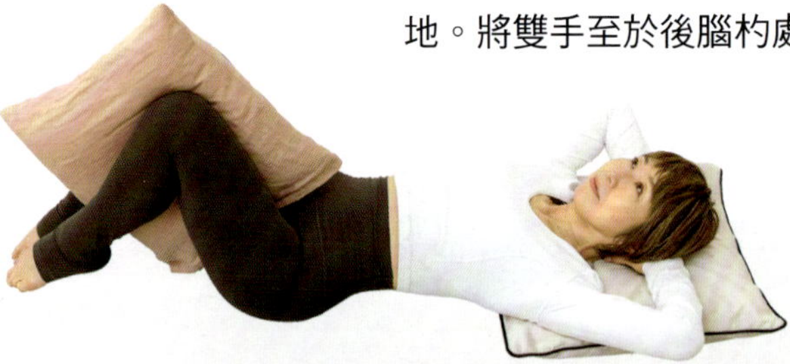

將靠墊夾在膝蓋至大腿根部位置尤佳。

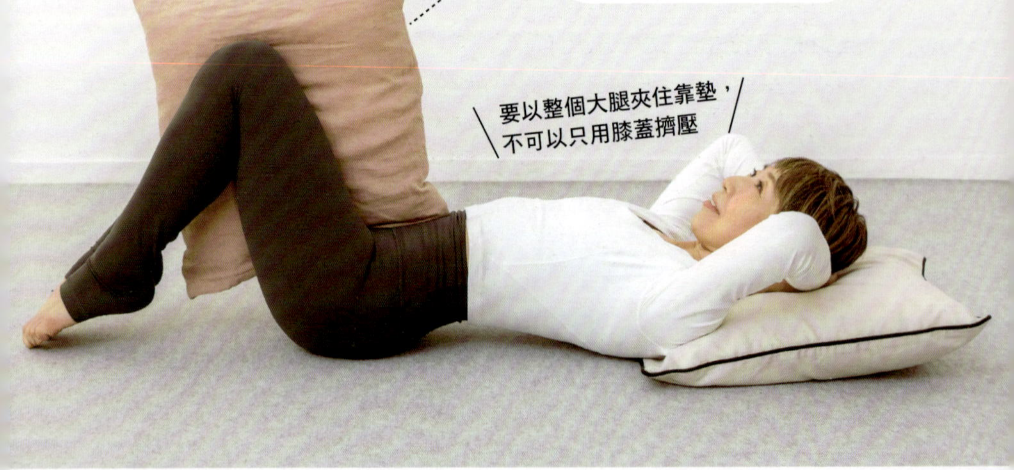
要以整個大腿夾住靠墊，
不可以只用膝蓋擠壓

P.46 P.50
腳底放鬆／骨盆底肌放鬆 強烈推薦！

2

大腿內側用力收緊，雙膝朝右側傾倒。在上半身中心線即將被牽動的緊繃狀態下停住。

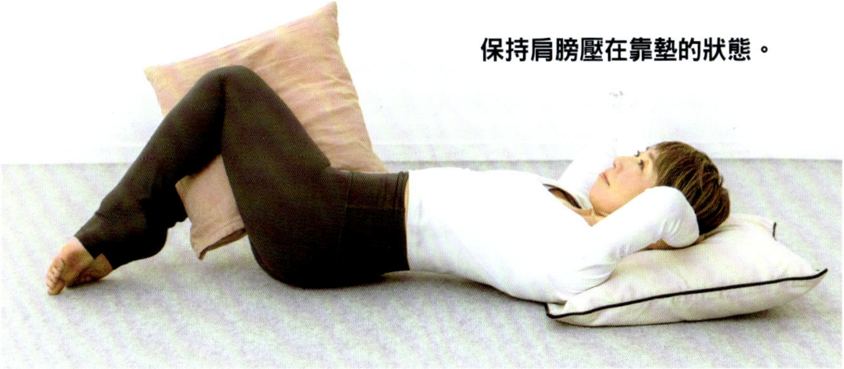
保持肩膀壓在靠墊的狀態。

左右各做 15 次

3

保持有節奏的呼吸方式，將上半身抬高15次。讓膝蓋回復到原本位置。另一邊也同樣進行步驟2～3的動作。

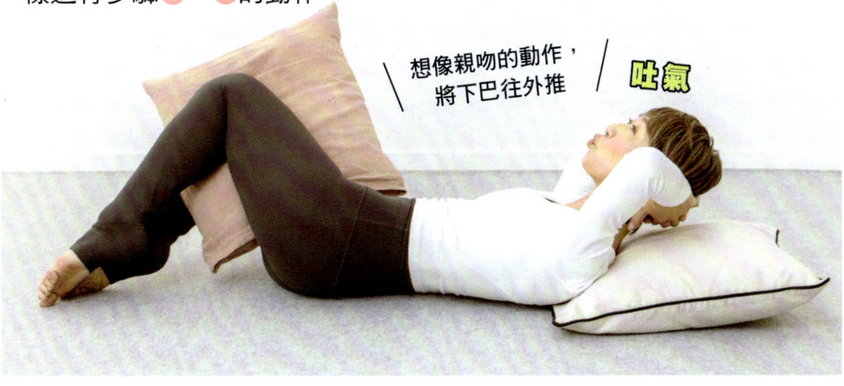
不是抬高頸部，
而是想像收緊肋骨
並起身的感覺。
想像親吻的動作，
將下巴往外推
吐氣

瘦腰動作3

雙腳扭轉

有意識地以軀幹的力量收緊整個大腿內側，
對瘦腰十分具有效果。

骨盆位置 印平位置

1 將第一張靠墊置於骨盆下方，仰躺。以大腿內側夾住第二張靠墊。如果頸部會用力的話，就把頭部靠在第三張靠墊上方。膝蓋彎曲成直角，一邊以腳尖著地，一邊將腳抬高。

透過影片 CHECK!

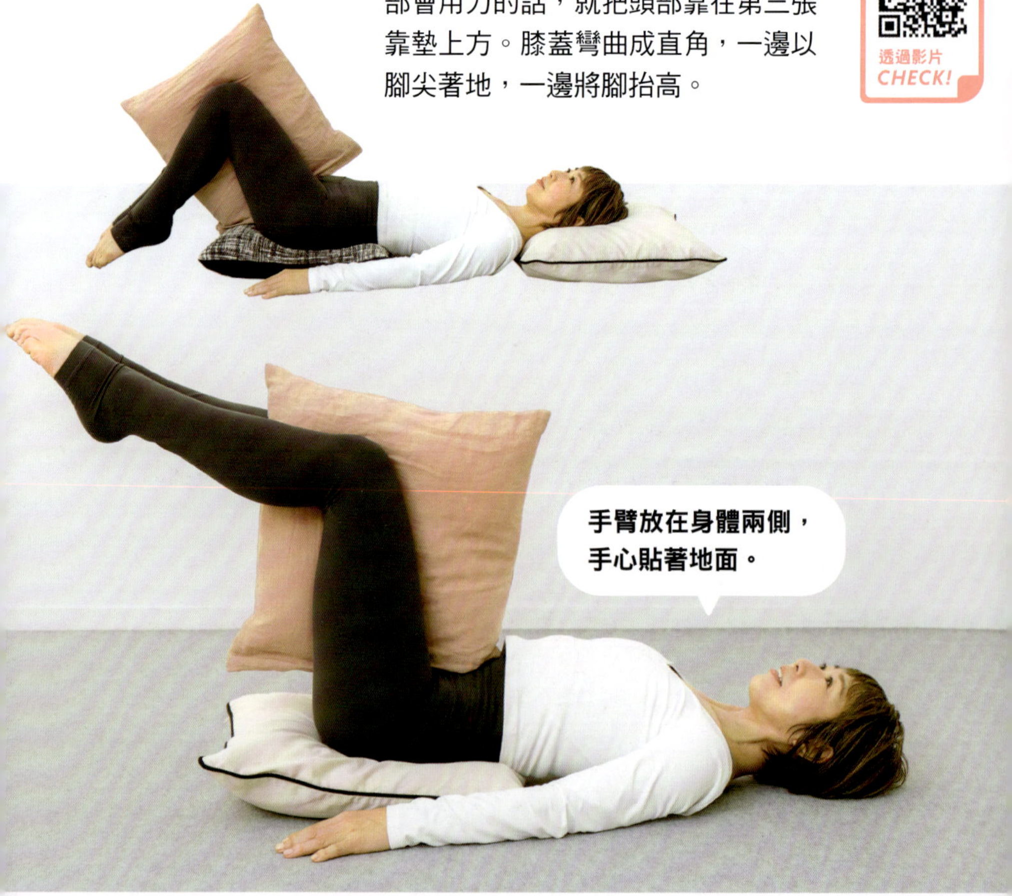

P.46 P.50 P.51
腳底放鬆／骨盆底肌放鬆／下腹部放鬆 強烈推薦！

2 邊吐氣邊緩緩將雙腳朝右側傾倒。兩側肩膀在即將離地的極限位置停住。邊吸氣邊讓身體回復到原來位置。

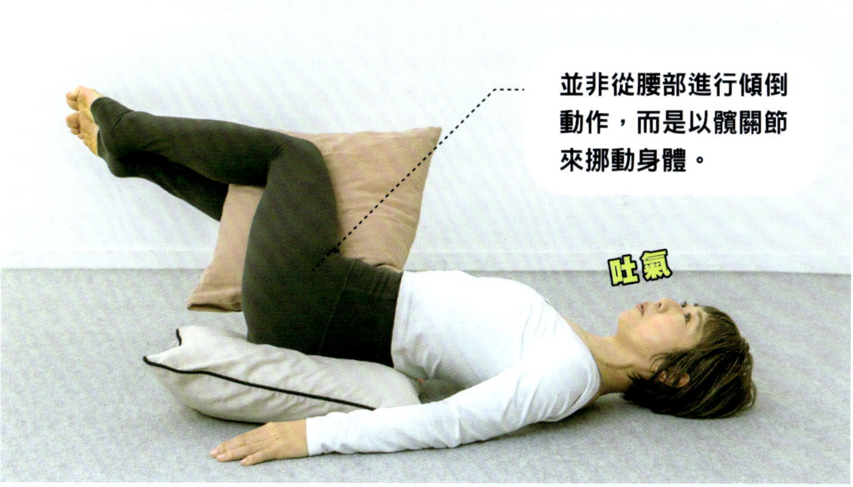
並非從腰部進行傾倒
動作，而是以髖關節
來挪動身體。
吐氣

左右交互各做 10 次

3 邊吐氣邊緩緩朝左側傾倒。反覆進行步驟2跟步驟3的動作。

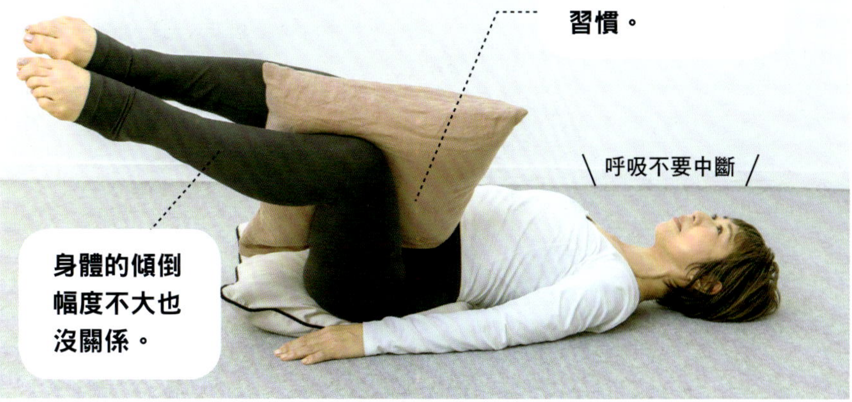
養成收緊腹部的
習慣。
呼吸不要中斷
身體的傾倒
幅度不大也
沒關係。

從放鬆動作到「基本的靠墊皮拉提斯運動」大致都做過後，
使用軟尺測量身體來確認自己完成後的狀態，
並試著透過鏡子好好地觀察整個身體的模樣。

凹凸有致的腰身，緊緻的美臀，
纖細的長腿及背脊挺直的姿態……等等。
看到這些立即性的效果一定會大吃一驚的！

如果能夠實際感受到動作所帶來的成果，也會更加充滿幹勁。
「因為很有趣，所以想要做做看！」
「因為覺得很開心，所以想要繼續做下去！」
會形成這種良性循環。

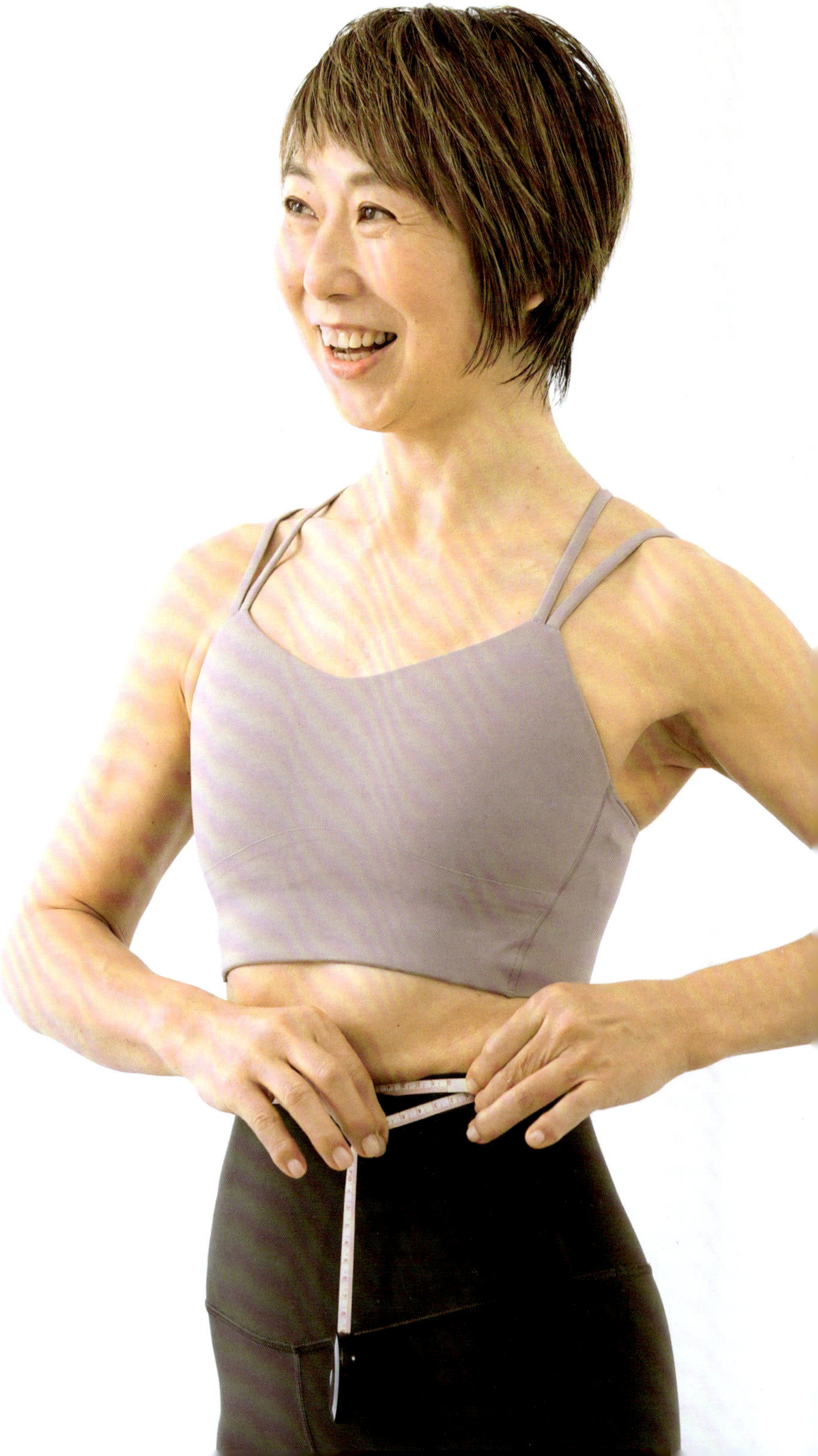

靠墊皮拉提斯 Q&A

Q 早晨或夜晚，建議在哪個時間進行靠墊皮拉提斯呢？

A 無論是早晨或夜晚，只要是容易養成習慣的時段就沒問題。如果要選擇，在早晨進行靠墊皮拉提斯，可以愉快地渡過一整天。要是能在夜晚也進行放鬆運動，便可帶走身體的疲勞。

Q 如果出現肌肉疼痛的問題，應該要休息嗎？

A 試著一整天不要做會刺激到肌肉疼痛部位的運動，改做會運用到其他身體部位的動作。比方說，如果是腹部出現肌肉疼痛問題，就改成做會刺激背部的運動，如此一來也能調節整個身體的平衡。

Q 飯前或飯後也能夠進行靠墊皮拉提斯嗎？

A 飯前做沒問題。但飯後的話，容易引起消化不良，所以請在用餐後的30分鐘~1小時之後再進行動作。

Q 身體僵硬的人不適合練習靠墊皮拉提斯嗎？

A 正是身體僵硬的人才更建議要練習靠墊皮拉提斯！透過靠墊的輔助會讓身體更能夠動起來。由於肌肉愈動會愈柔軟，因此靠墊皮拉提斯也有提高身體柔軟度的效果。

Q 一旦練習靠墊皮拉提斯，身體就會抽筋！

A 請在事前進行充分的放鬆動作。要是肌肉仍然留有僵硬的感覺，就會容易抽筋。在持續進行放鬆動作與練習皮拉提斯的過程當中，抽筋的狀況應該會逐漸減少。

Q 不要在懷孕及生產過後練習靠墊皮拉提斯比較好嗎？

A 「骨盆底肌放鬆」和「下腹部放鬆」這2種動作會刺激到生產相關的身體部位，因此請避免做這2種動作會比較好。除此之外，建議可以進行其他的放鬆運動讓身體獲得舒緩。懷孕的時候因為不易進行俯臥跟仰躺的動作，可以改做側躺式的練習動作。

Q 生理期的時候應該要休息比較好嗎？

A 雖然並沒有不適合在生理期進行的動作，但要是身體覺得疲累就休息吧！其實稍微動一動也可以讓腰痛的情形得到舒緩，所以如果身體還能負荷的話，建議進行對消除生理期水腫有效的「腳底放鬆」與「大腿內側放鬆」動作。

Q 沒什麼鍛鍊到的感覺，是因為動作做錯了嗎？

A 「沒什麼鍛鍊到的感覺」是正確的。皮拉提斯並非針對單一部位的肌肉進行集中鍛鍊，而是希望能夠平均運用整個身體，因此「不會累」的動作就足夠了。

室內裝飾用途的靠墊
是美麗的好幫手！

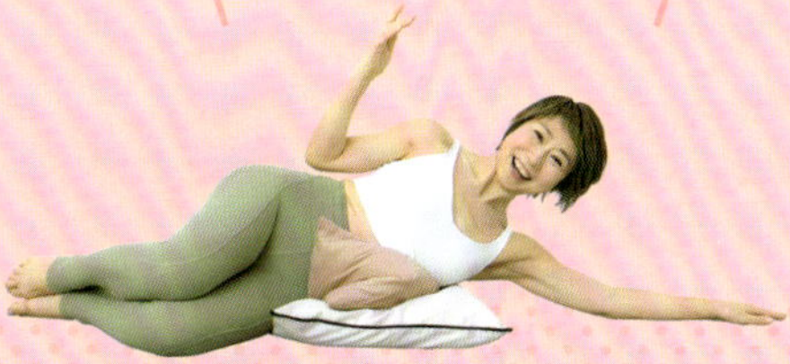

與皮拉提斯相遇之後 改變了我的人生

我一直是個熱愛運動的人。在20多歲時，我全心投入有氧舞蹈教學，甚至達到了日本冠軍的水準。然而，到了30歲，身體狀況卻開始亮起紅燈。由於工作時交感神經活躍，我的身體長期處於「超級亢奮模式」，但一下班，卻因反作用力瞬間跌入「極度低迷模式」。照理說，激烈運動應該能促進血液循環，但我卻時常感到手腳冰冷。季節變換時，我的身體無法適應溫度變化，甚至因自律神經失調而不得不依賴藥物調理……於是就在我嘗試了各種解決方案之後，終於找到皮拉提斯這個答案。

我在30多歲時開始接觸皮拉提斯，並在46歲時為了進一步學習，前往紐約短期留學。我在曼哈頓第五大道的健身中心「Pilates on Fifth」深入學習，當時的初衷只是單純想鍛鍊核心肌群。然而，真正讓我領悟皮拉提斯的精髓——它不僅能強化核心，還能幫助全身恢復應有機能——卻是在我接觸皮拉提斯後，又過了20年後的事。

實際上，若肌肉僵硬，不僅無法順利進行皮拉提斯，還可能難以獲得理想的效果。當我意識到這一點後，便開始嘗試利用網球來放鬆筋膜，並由此領悟到皮拉提斯的核心精神。那一刻，我瞬間豁然開朗。我將目標放在「如何找回自己本應擁有的身體機能與美貌」，而非單純追求理想體態。我深刻體會到，能夠重置身心，找回自身的平衡與活力，是一件無比愉悅且珍貴的事情。

幸虧有皮拉提斯，我的身心狀態比30多歲時更為理想，讓我能以更自在、自信的姿態享受60多歲的生活。

Chapter 4

根據不同部位，
透過靠墊皮拉提斯
打造理想身形

妥善地運用靠墊進行皮拉提斯，
可以深入並有效率地針對各個身體部位，
刺激「想要產生作用的地方」，避免白費力氣。

雙腳、臀部、背部、胸肩、腰腹、上臂。
試著從自己感覺在意或自卑的部位來進行動作。
在大致上都做過一輪之後，可以嘗試任意選擇想做的動作，
如果能以個人練習表單養成鍛鍊的習慣，也是一件很棒的事情。

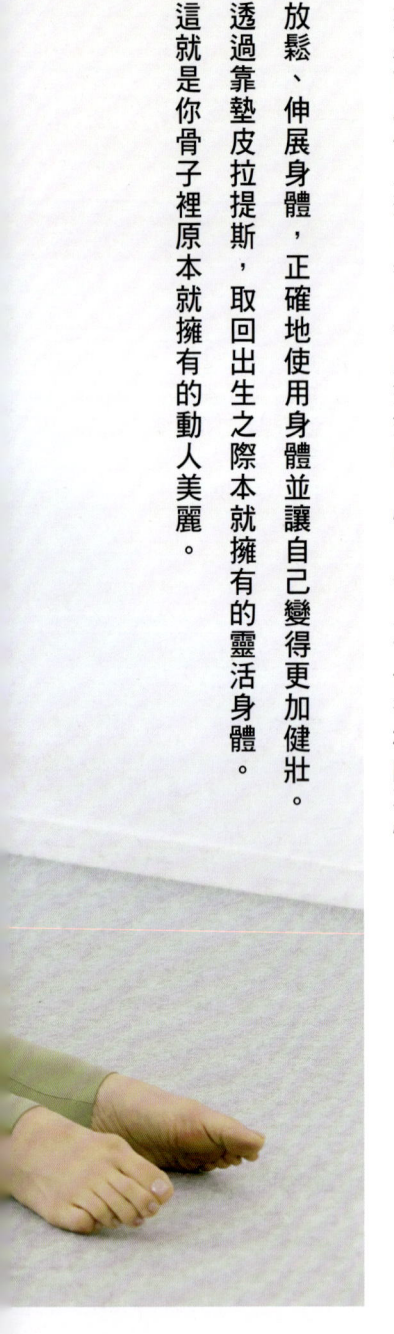

放鬆、伸展身體，正確地使用身體並讓自己變得更加健壯。
透過靠墊皮拉提斯，取回出生之際本就擁有的靈活身體。
這就是你骨子裡原本就擁有的動人美麗。

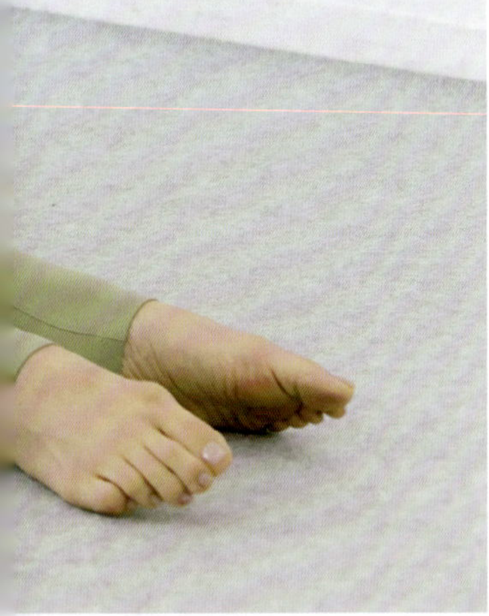

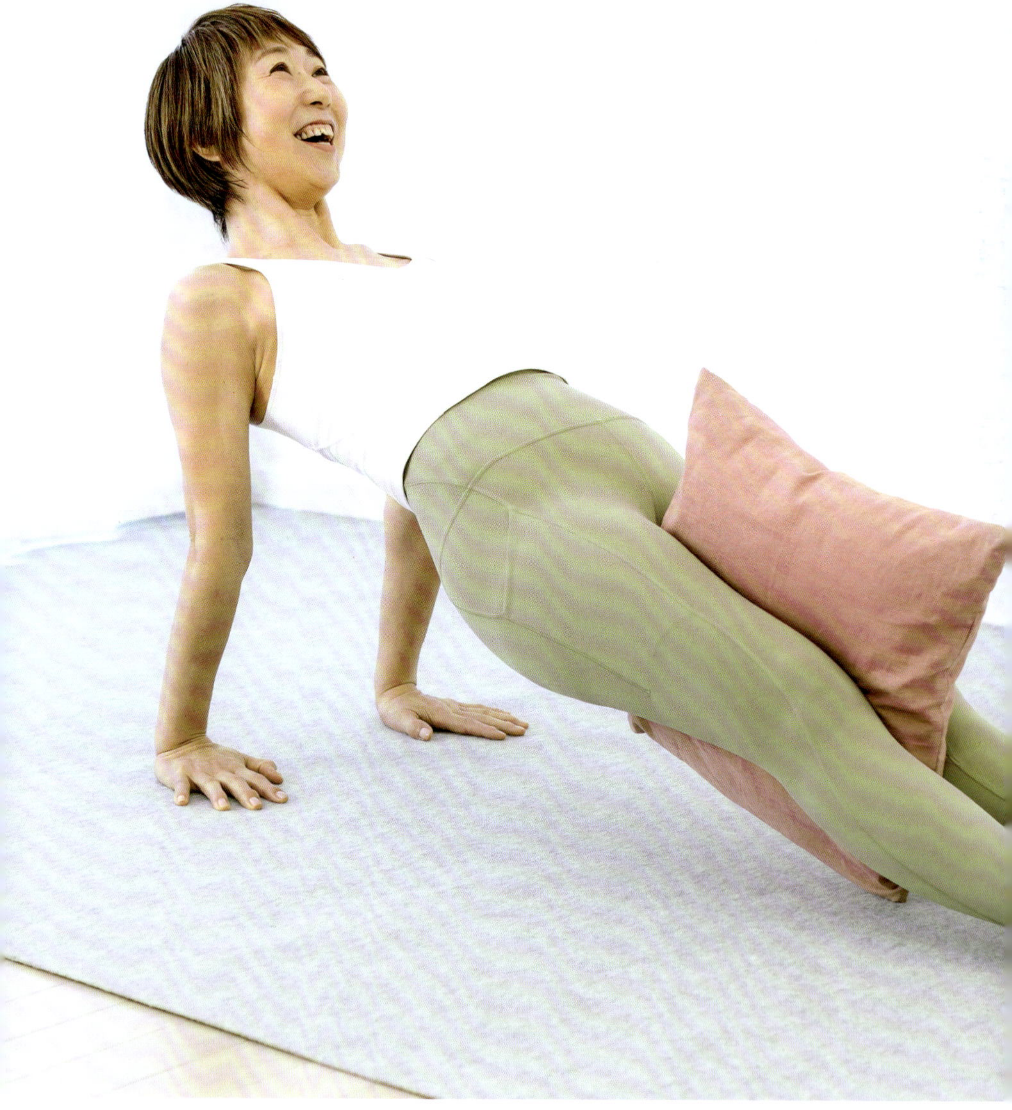

大腿動一動

這個動作會鍛鍊到髖關節。
可以更輕鬆有效地運動到大腿、下腹部跟臀部。

骨盆位置 正中位置

透過影片CHECK!

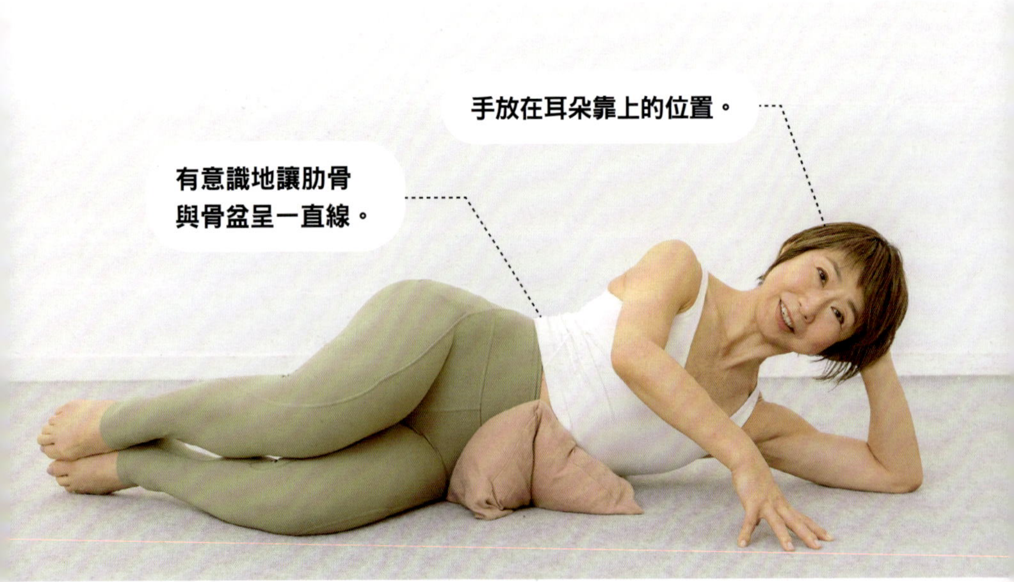

手放在耳朵靠上的位置。
有意識地讓肋骨
與骨盆呈一直線。

1

將靠墊對折成兩層，或將兩張靠墊疊放在腰腹之間，單側手肘著地並採取側躺姿勢。另一側的手輕輕扶著地面。雙膝彎曲成直角，骨盆與地面呈垂直的狀態。

P.51 P.48
下腹部放鬆／大腿內側放鬆 強烈推薦！

別讓骨盆移動，以免身體重心產生偏移！

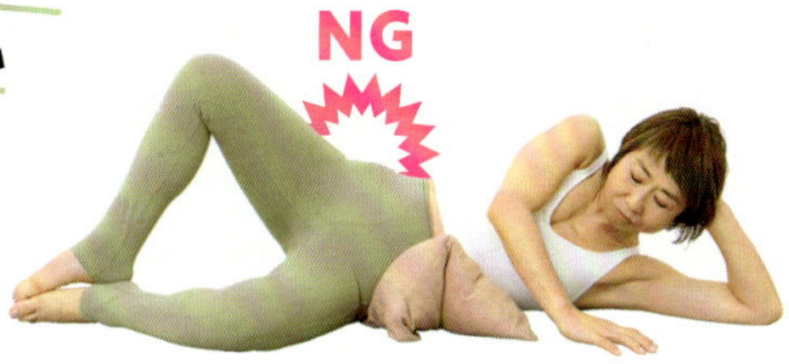

有意識地移動髖關節，運用臀部深處的肌肉。

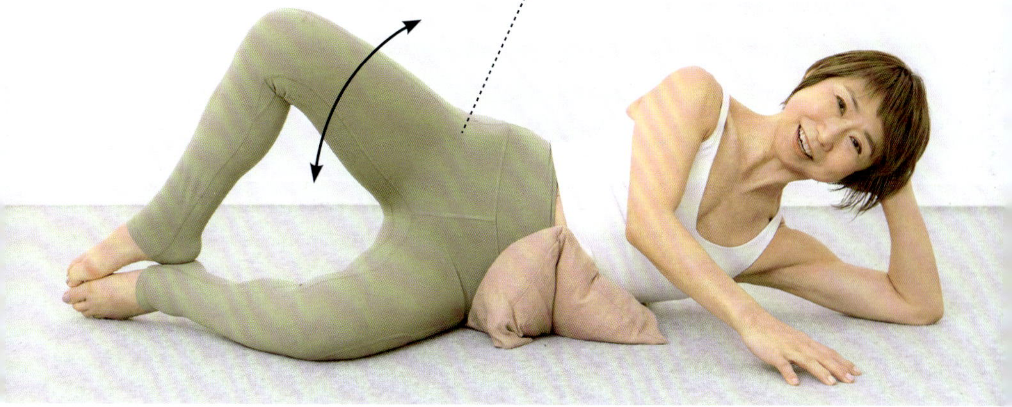

左右各做 15 次

2

一邊吐氣，一邊以要將上方大腿往外側轉的感覺，緩緩地張開。大腿張開到最大幅度之後，慢慢地閉起來，反覆進行將大腿打開的動作。另一側同樣重複步驟1～2的動作。

側躺抬腿

透過靠墊的輔助來維持骨盆穩定性。
藉由收緊大腿與臀部來打造小蠻腰。

透過影片CHECK!

骨盆位置 正中位置

1 將靠墊對折成兩層，或將兩張靠墊疊放在腰腹之間並採取側躺姿勢。身體下方的手臂要朝頭部方向伸直。雙腳緊閉，腳尖伸直，收緊大腿內側與臀部。骨盆與地面呈垂直的狀態。

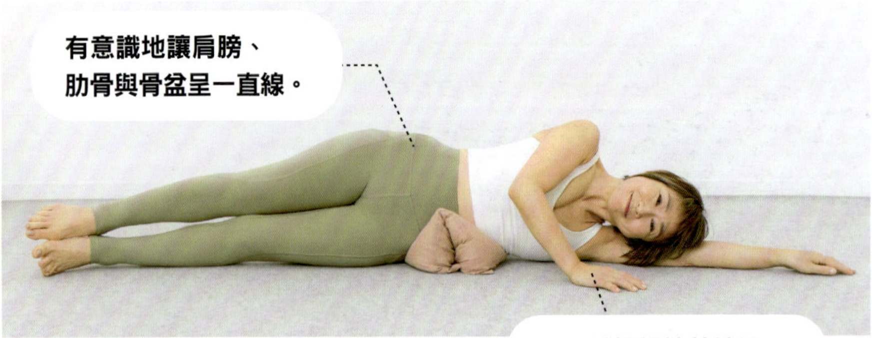
有意識地讓肩膀、
肋骨與骨盆呈一直線。
另一手輕輕扶著地面。

2 吸氣的同時，將上方的腿打開至與腰部同寬。

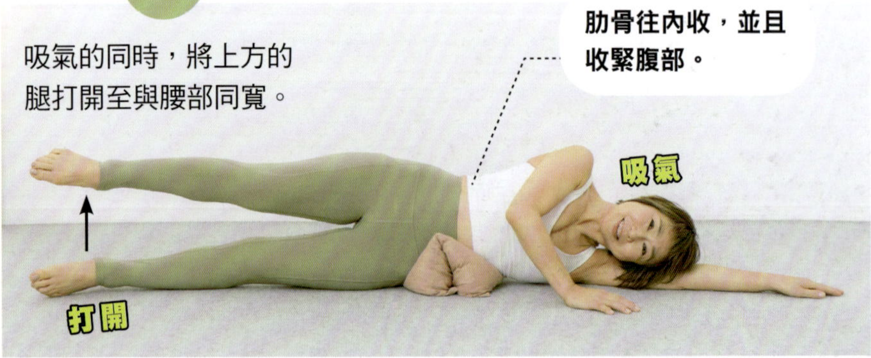
肋骨往內收，並且
收緊腹部。
吸氣
打開

P.51 P.48
下腹部放鬆／大腿內側放鬆 強烈推薦！

左右各做 15 次

3

一邊吐氣，一邊將下方的腳也往上抬高，跟另一腳併攏。收緊大腿內側，雙腿放下至快要碰到地面的高度。從第二次開始，重複進行吐氣時雙腳併攏並向上抬高，再放下的動作，然後換另一側進行相同動作。

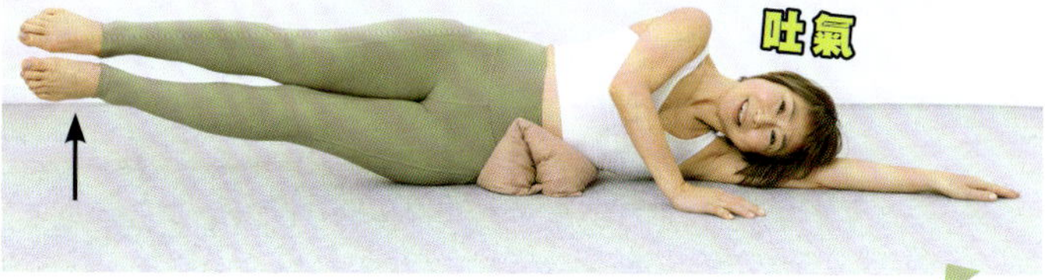

大約以抬高 1 秒，放下 1 秒的速度來進行動作。

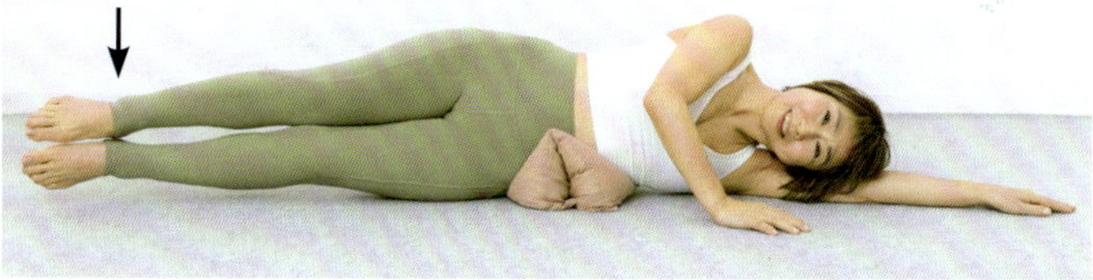

4

最後以嬰兒式的動作伸展腰部(P.55)。

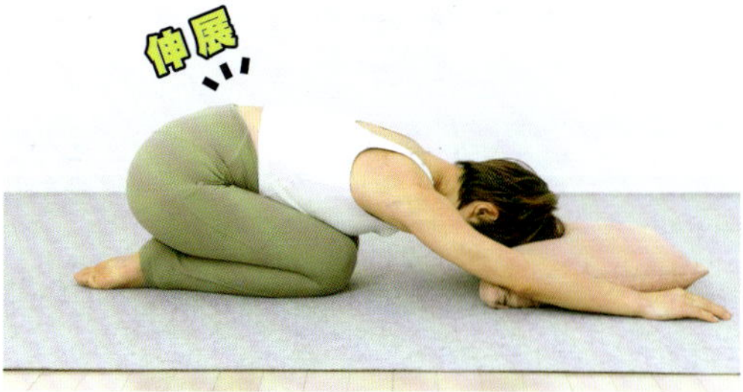

美臀伸展法

這是針對改善尿失禁與背部贅肉
有絕佳效果的鍛鍊方式。

骨盆位置 正中位置

透過影片 CHECK!

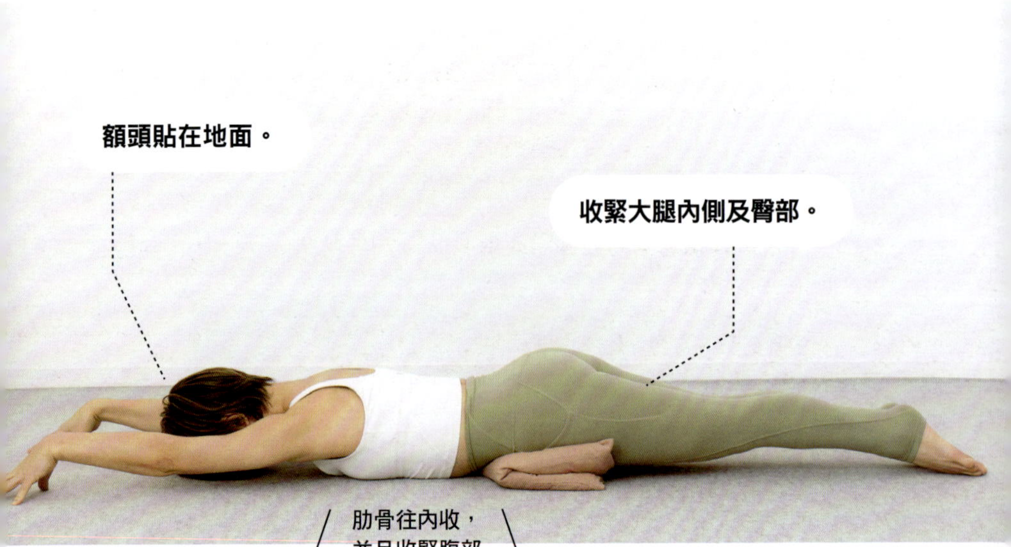
額頭貼在地面。
收緊大腿內側及臀部。
肋骨往內收，
並且收緊腹部

1

將靠墊對折成兩層，或將兩張靠墊疊放在下腹部並且呈俯臥姿勢。雙手張開與肩同寬，往頭部上方伸展，指尖貼著地面。雙腳緊閉，腳尖伸直。

P.51 下腹部放鬆／P.48 大腿內側放鬆／P.46 腳底放鬆 強烈推薦！

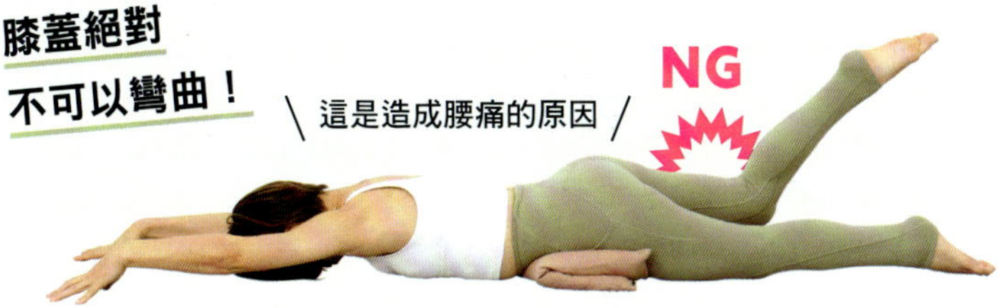
膝蓋絕對
不可以彎曲！
這是造成腰痛的原因
NG

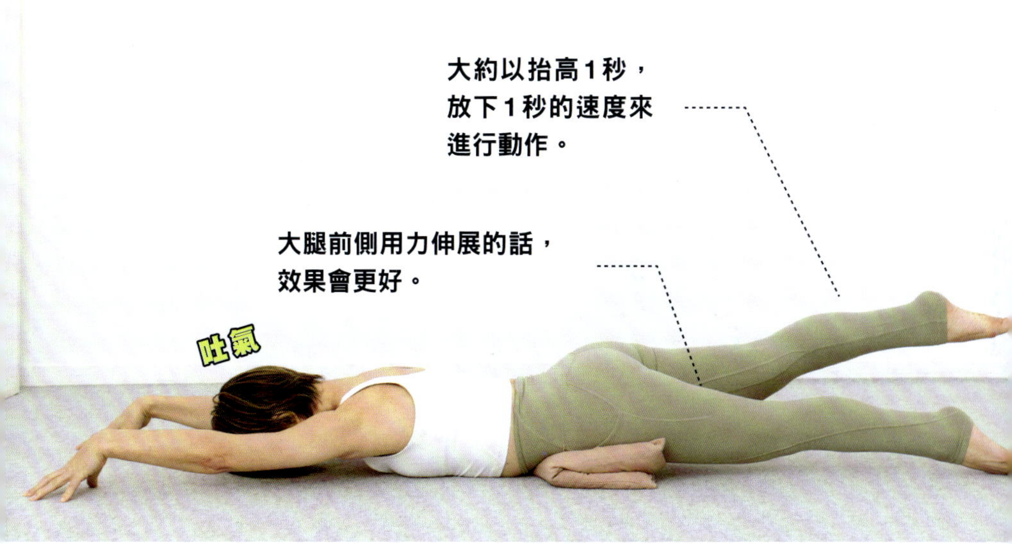
大約以抬高1秒，
放下1秒的速度來
進行動作。
大腿前側用力伸展的話，
效果會更好。
吐氣

左右各做15次

2

吐氣時，盡可能將單側腿向上抬高；吸氣時，讓腿回到地面。重複此動作，然後換另一側進行相同動作。

橋式訓練

這個動作對大腿和臀部的肌肉都相當具有效果。
如果容易出現抽筋感覺的人，要事先進行放鬆運動。

骨盆位置 正中位置

透過影片
CHECK!

腳跟和臀部要盡可能地
拉近距離。

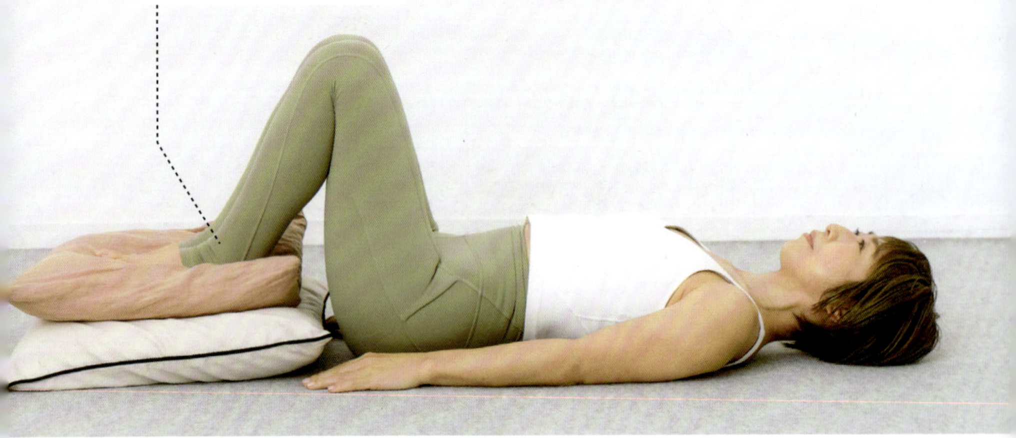

1

仰躺，膝蓋立起，雙腳緊閉並踩在兩張重疊的靠墊上方。雙手置於身側。

動作難以執行或是
快抽筋的時候

P.48 P.50
大腿內側放鬆／骨盆底肌放鬆 強烈推薦！

如果伸展完大腿後側再進行這些動作，也會產生一定的效果。

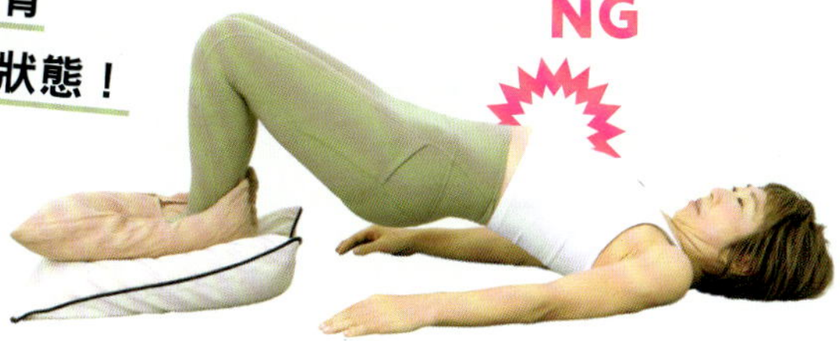
小心別讓肋骨
呈現打開的狀態！
NG

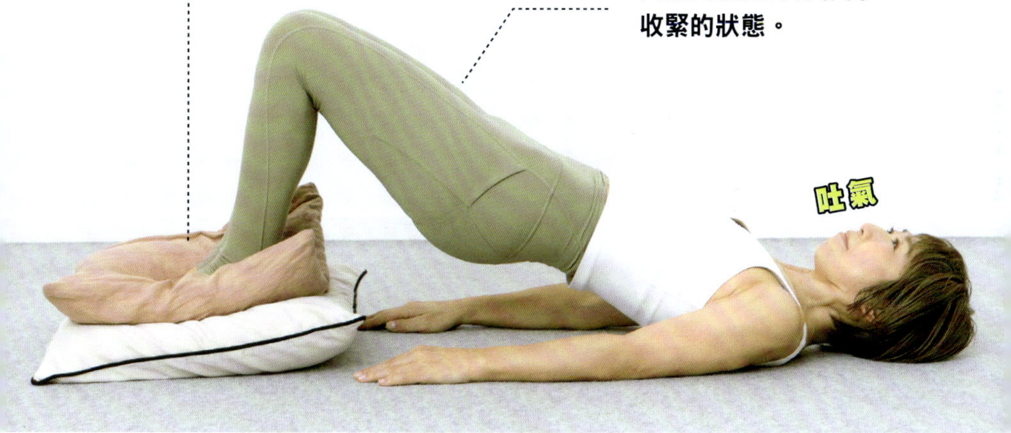
將身體重心從腳跟
轉移至腳尖。
大腿內側要好好維持
收緊的狀態。
吐氣

做3～5次

2

用力吐氣，腳跟踩地，一邊施力將臀部往內收的同時，將腰部（髖關節）往上抬高。維持10秒鐘不動（請別忘記呼吸）。緩緩地讓腰部回到地面。

脊椎舒展

將自己的體重視為好幫手，藉此可以舒緩脊椎，
也可擊退肩膀僵硬問題。讓姿勢如同芭蕾舞者般的優雅。

骨盆位置 正中位置

透過影片CHECK!

1

以大腿內側夾住靠墊，站直。腳跟併攏，腳尖朝外。髖關節用力轉向外側，臀部收緊，腳跟踩住地面。雙臂放鬆，雙手十指交握。

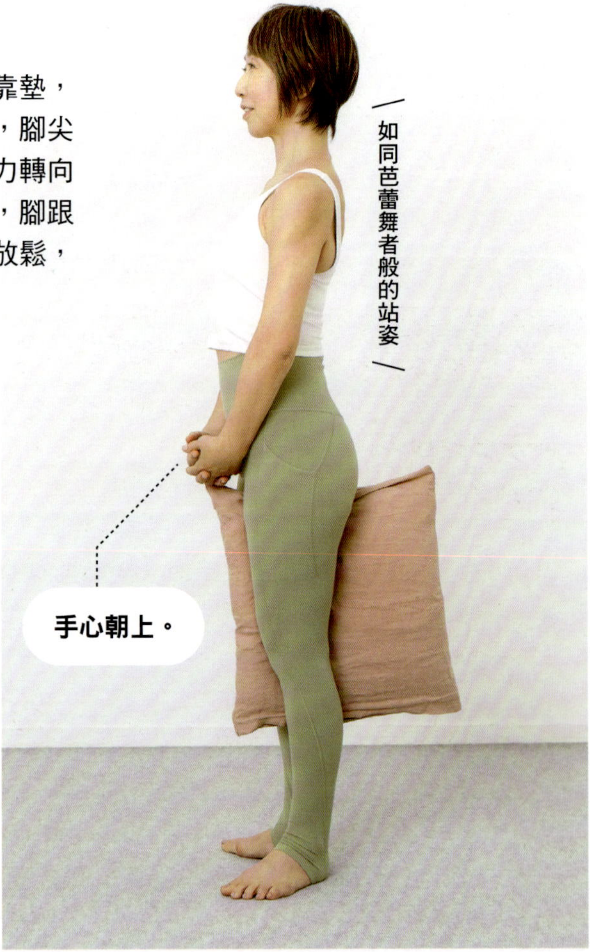

動作難以執行或是快抽筋的時候　P.50 骨盆底肌放鬆／P.52～54 肩膀周圍放鬆 強烈推薦！

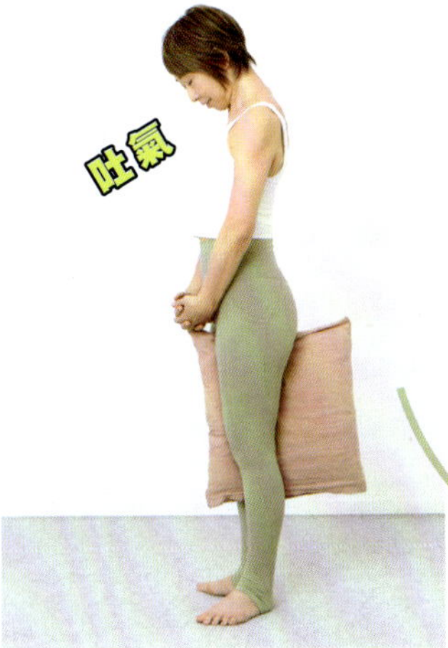

2

頸部往前傾，臀部保持緊縮的狀態邊吐氣，藉由手部的重量讓上半身往前彎曲。當身體無法再向下的時候停住並吸氣。

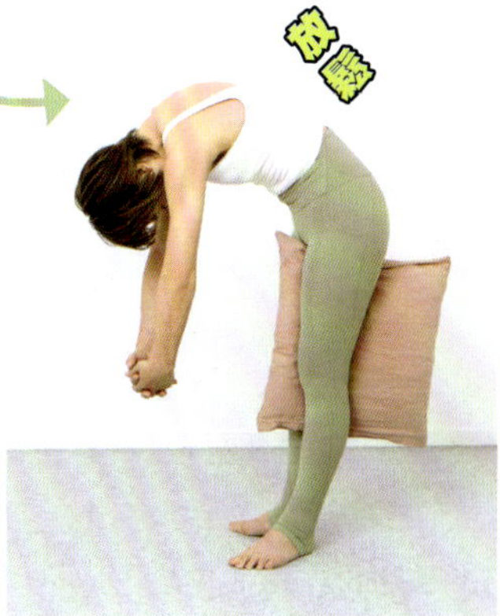

吐氣　放鬆

做 3～5 次

3

臀部保持緊縮的狀態邊吐氣，腳跟踩住地面，想像脊椎骨一節節由下往上的感覺來起身，最後再緩緩抬起頭部。

吐氣　吸氣

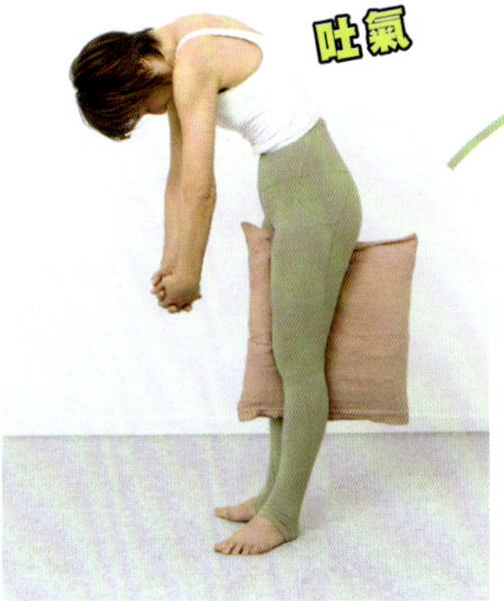

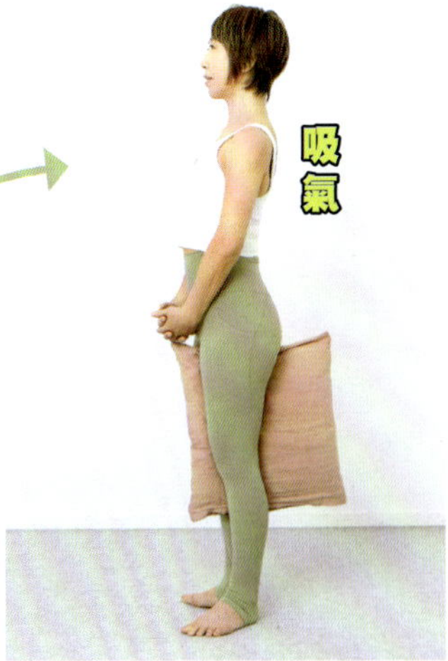

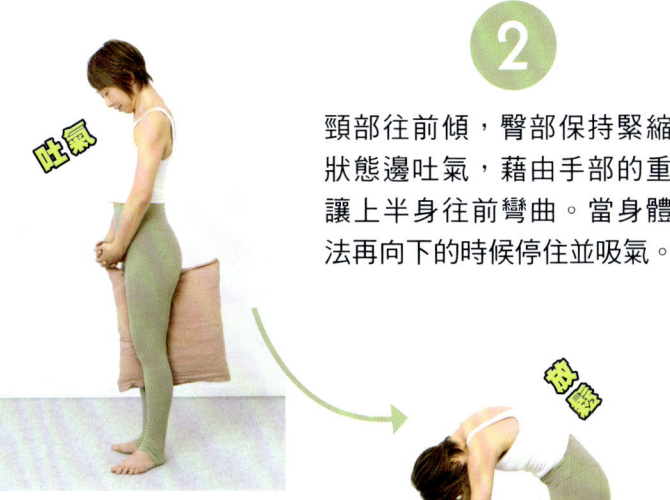

肩胛骨收夾

只要利用毛巾進行簡單的動作，
就能有效剷除背部贅肉。

骨盆位置 正中位置

透過影片 CHECK!

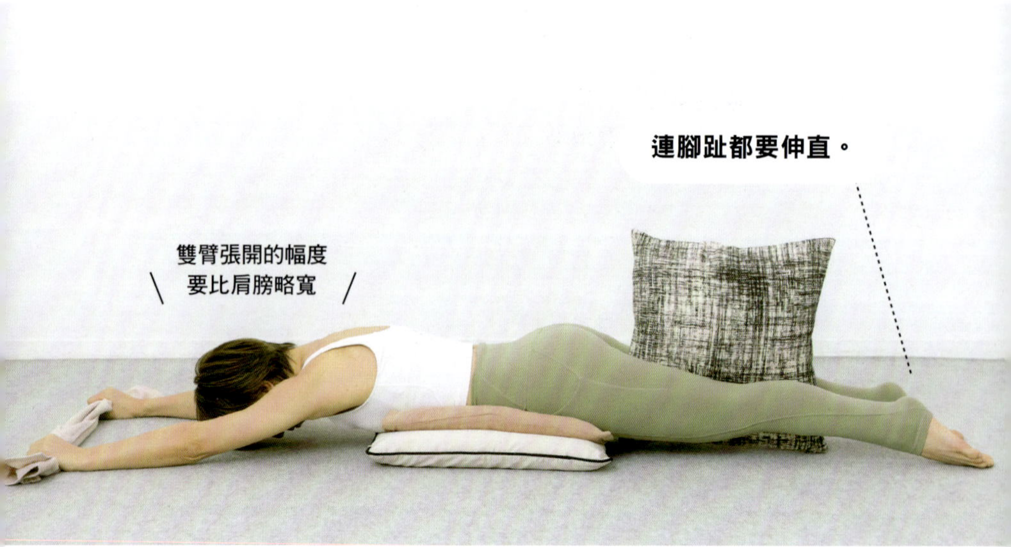
連腳趾都要伸直。
雙臂張開的幅度
要比肩膀略寬

1

將靠墊對折成兩層，或將兩張靠墊疊放在下腹部並且呈俯臥姿勢。大腿內側也要夾住靠墊。手臂伸直並握住毛巾。

下巴不要往上抬！

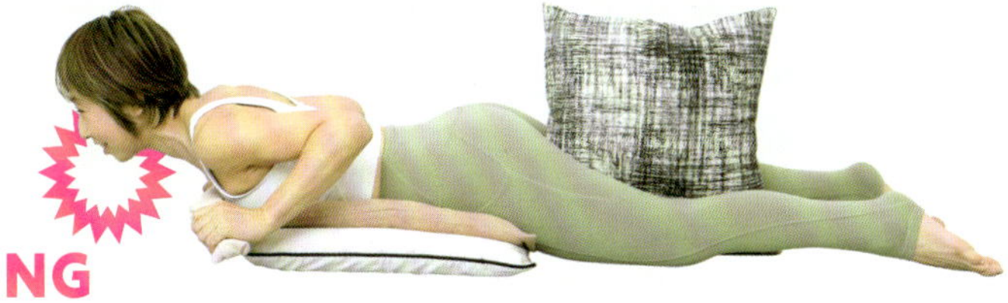

收住肋骨的感覺，
不要讓腰部往後仰。

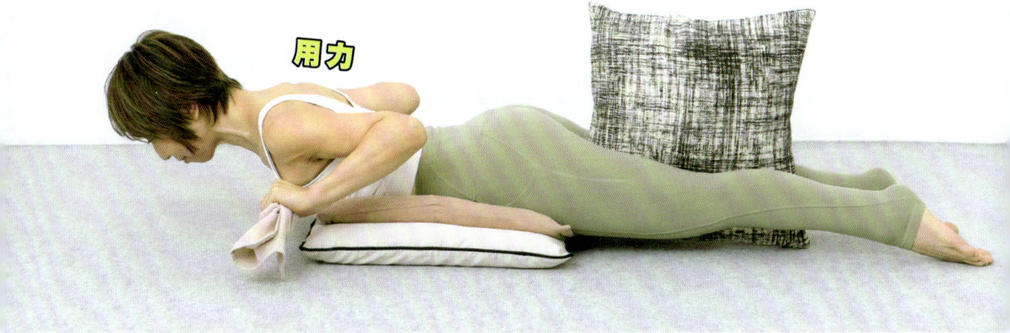

做 10 次

2

上半身微微抬起，吐氣時彎曲手肘，將毛巾拉向胸前，肩胛骨往內收。維持上半身抬起的姿勢，吸氣時緩慢伸直手臂。重複進行此動作。

輕度背肌訓練

這個動作可以打造天鵝般優雅的脖頸
與輕盈美麗的胸肩線條。

骨盆位置 正中位置

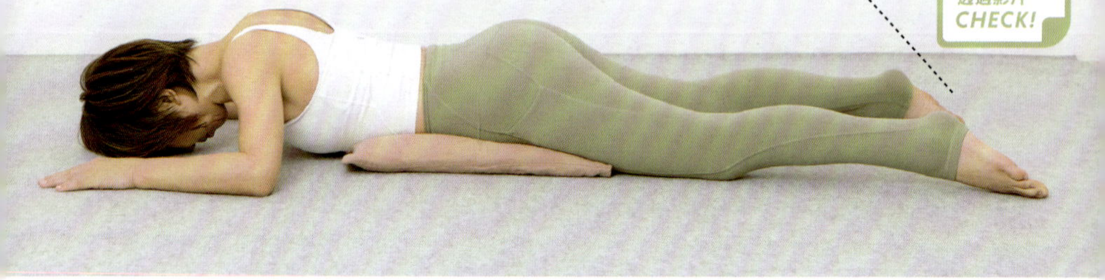

透過影片 CHECK!

1

將靠墊放在下腹部並且呈俯臥姿勢。雙腳打開與腰部同寬，從大腿至腳尖都要伸直。手肘彎曲成直角，雙手擺放於耳朵旁邊。

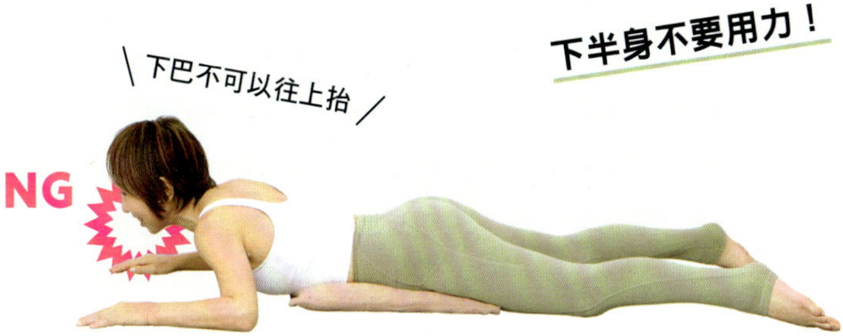
下半身不要用力！
下巴不可以往上抬
NG

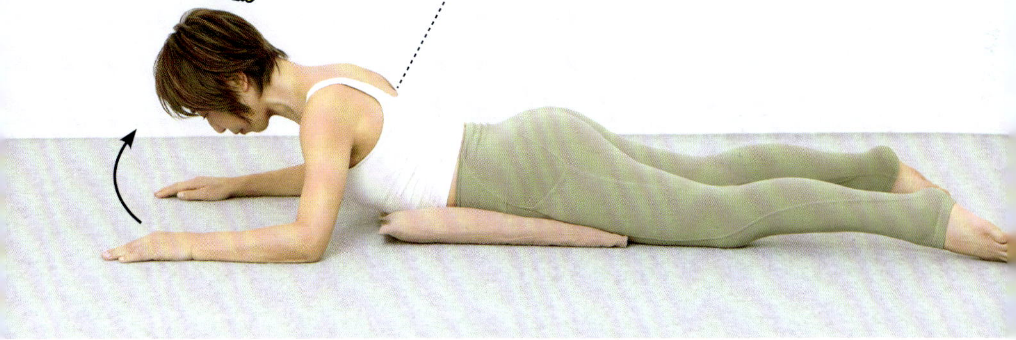
身體抬高的幅度
無須過大。
吐氣

做3～5次

2

吐氣時，感受脊椎一節節延展，逐漸將上半身向後仰起。保持均勻呼吸，維持此姿勢約5秒鐘。接著，再次吐氣時，輕輕收緊肋骨，讓身體慢慢回落至地面，額頭輕貼地面。

空中身體扭轉

這個動作以偷懶肌的腹斜肌為中心，
鍛鍊斜向延伸的身體肌肉，打造理想的腰腹。

骨盆位置 **印平位置**

1

將兩張靠墊略有落差地疊在一起，仰躺在靠墊上並將膝蓋立起。腹部收緊，雙手於後腦杓交握。

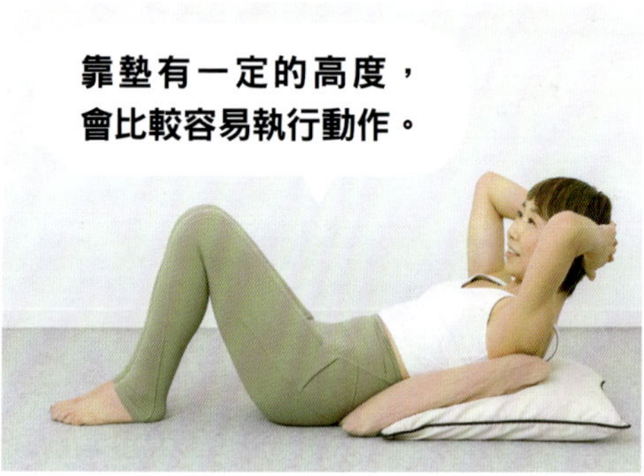
靠墊有一定的高度，
會比較容易執行動作。

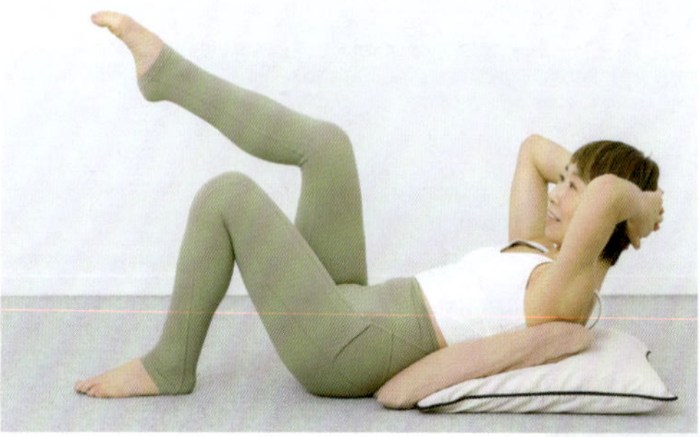

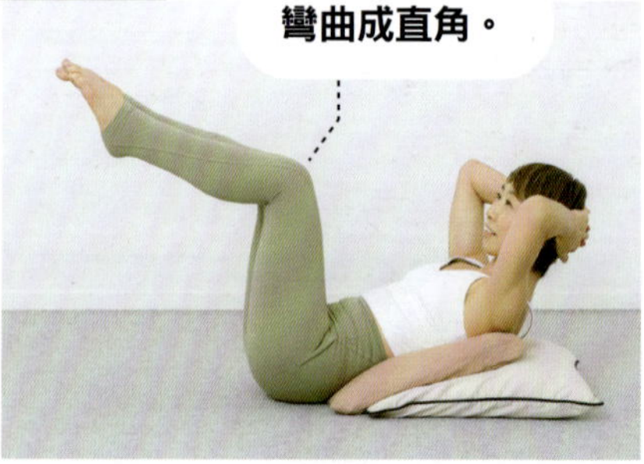
彎曲成直角。

2

膝蓋保持彎曲，將一側的腳向上抬起，腳尖伸直。接著將另一腳也抬高，雙腳併攏。

透過影片
CHECK!

動作難以執行或是快抽筋的時候
P.46 P.52～54
腳底放鬆／肩膀周圍放鬆 強烈推薦！

中央(軀幹)的軸心不要偏移！

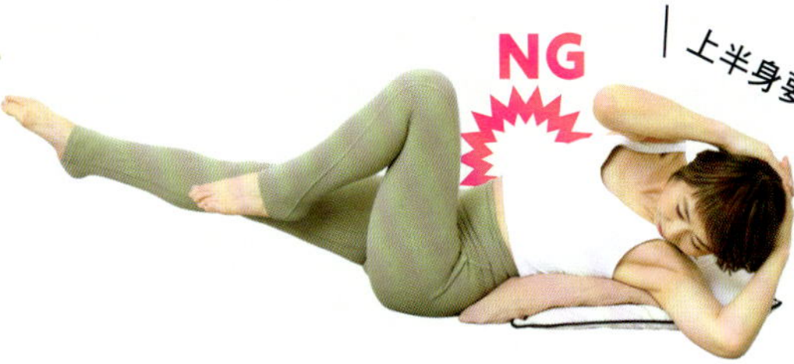

上半身要保持在正面

3

邊吐氣邊將右腳伸直，同時要將身體往左側扭轉，拉進右肘與左膝間的距離。

扭轉的幅度無須過大。

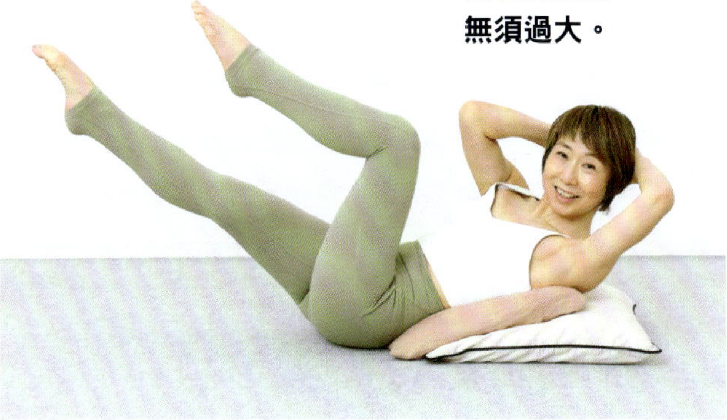

左右交互各做 **10** 次

4

接著邊吐氣邊將左腳伸直，右腳膝蓋彎曲，同時將身體往右側扭轉，拉近左肘與右膝的距離。

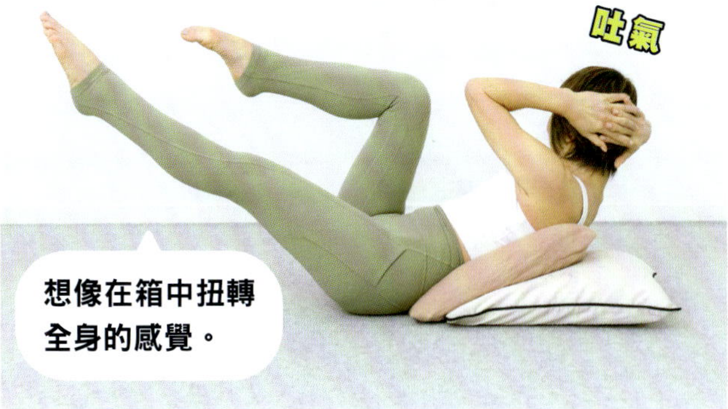

腹斜肌收緊

讓肋骨的位置往上，腰圍會迅速變細，
這是一種驚人的訓練方式。

骨盆位置 正中位置

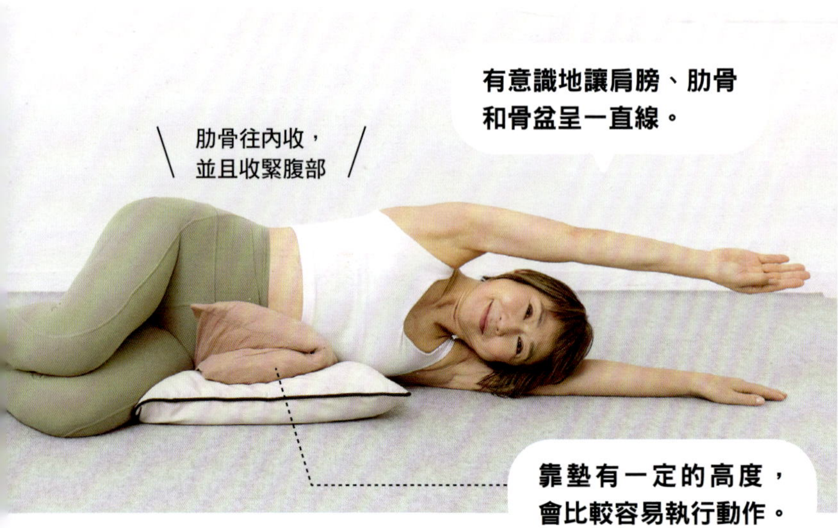
有意識地讓肩膀、肋骨
和骨盆呈一直線。
肋骨往內收，
並且收緊腹部
靠墊有一定的高度，
會比較容易執行動作。

透過影片
CHECK!

1

將兩張靠墊疊放在一起，其中一張折成兩折，置於腰腹處並採側躺姿勢。膝蓋彎曲成直角，收緊大腿內側與臀部。骨盆與地面呈垂直狀態。雙臂往頭部上方伸直，手伸得愈遠愈好，盡可能地伸展背部。

P.46 P.50
腳底放鬆／骨盆底肌放鬆 強烈推薦！

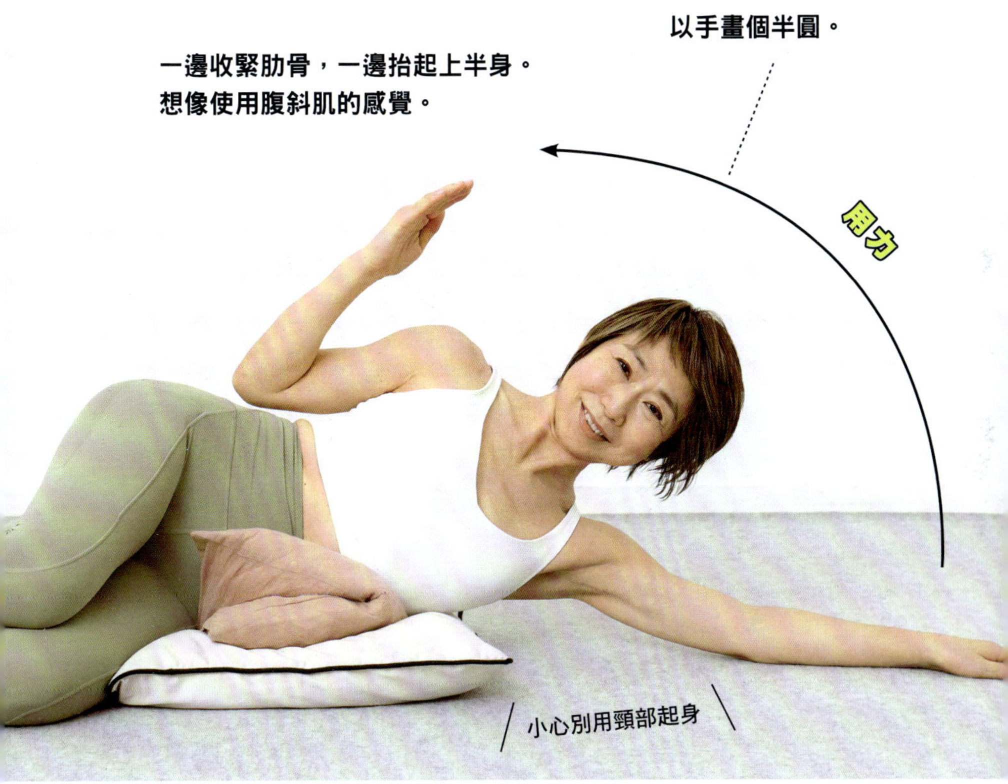
以手畫個半圓。
一邊收緊肋骨，一邊抬起上半身。
想像使用腹斜肌的感覺。
用力
小心別用頸部起身

左右各做 10 次

2

一邊吐氣，一邊挪動上方的手肘，採取彷彿擴胸的動作並起身。重複進行步驟❶跟❷的動作。另一側也以相同方式進行。

透過影片
CHECK!

轉轉手臂

藉由轉動肩關節與擴胸的動作，
可以好好地將緊縮的肌肉舒展開來。

骨盆位置 正中位置

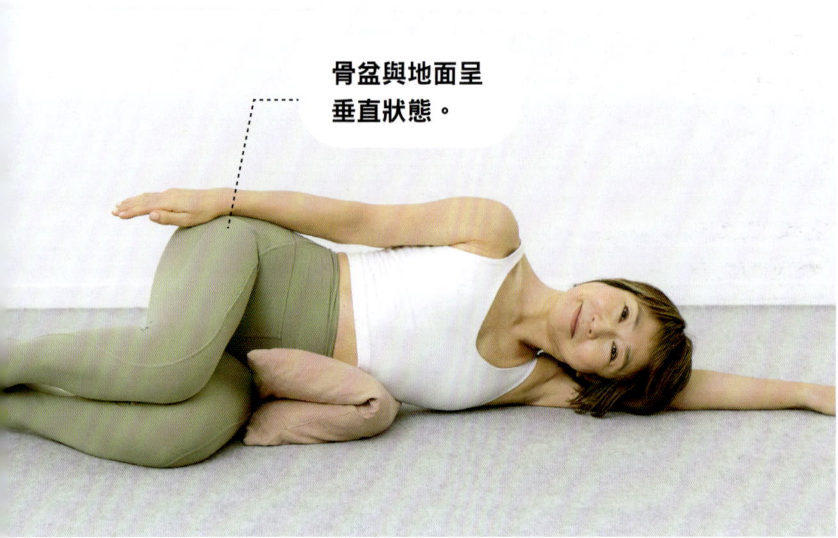

1

將靠墊對折成兩層，或將兩張靠墊疊放在腰腹之間並採取側躺姿勢。位於身體下方的手臂朝頭部的方向伸直。膝蓋彎曲成直角，收緊大腿內側與臀部。

2

位於上方處的手臂朝天花板方向伸展。

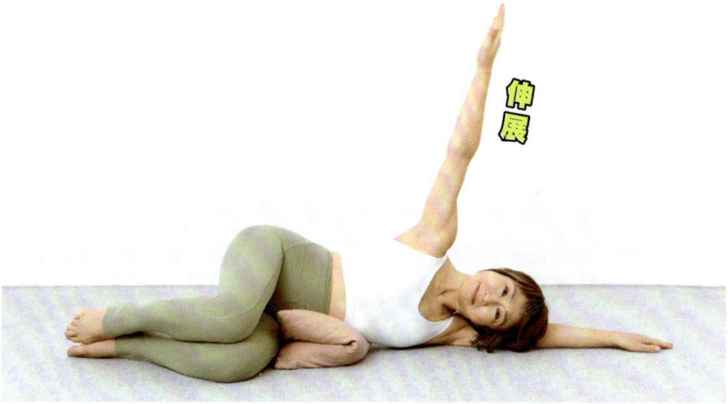

朝兩側方向各做 10 次

3

配合呼吸，小幅度轉動手臂。想像手指被牽引的感覺，盡可能將手臂延展開來。轉動10次後，再朝反方向轉10次。另一側的手臂也同樣進行步驟1～3動作。

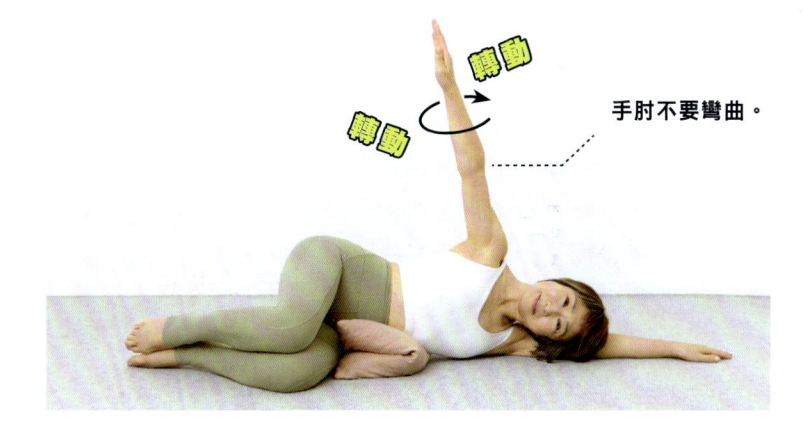

逆棒式

痛苦指數最高!?
這項動作可以同時對上臂、背部、腹部和下半身產生效果。

骨盆位置 正中位置

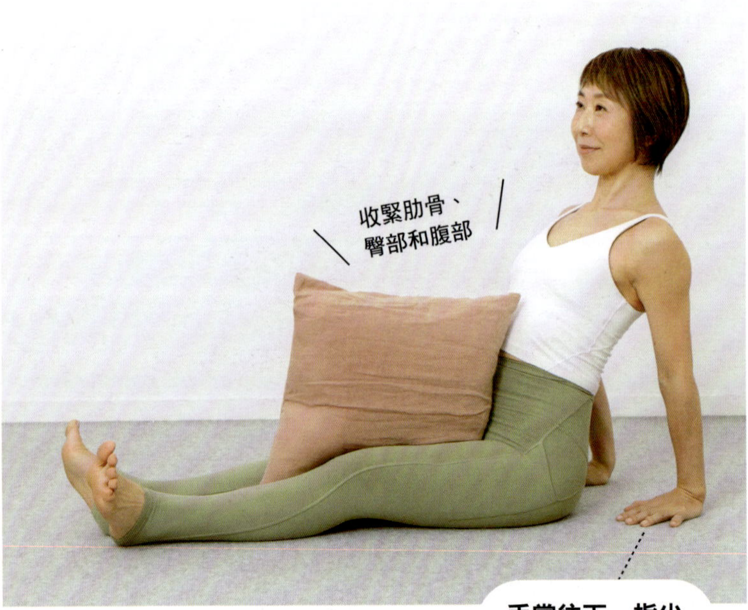

手掌往下，指尖位於臀部旁邊。

1

以大腿夾住靠墊，將兩腿伸直坐好。腳跟併攏，腳尖張開。將雙手置於後方，上半身微微向後傾。

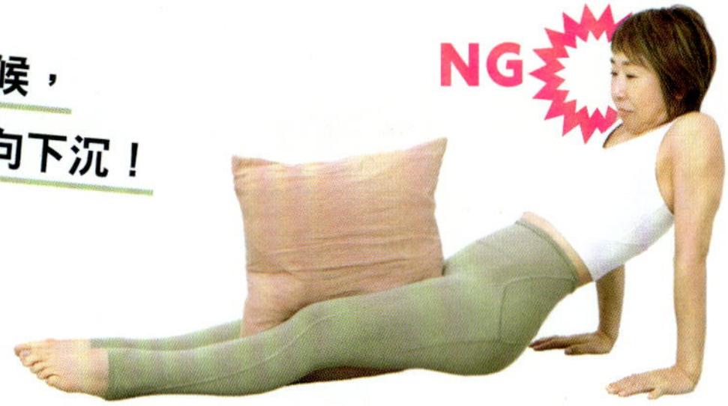
運用軀幹的時候，
不要讓肩胛骨向下沉！
NG
視線不要朝下

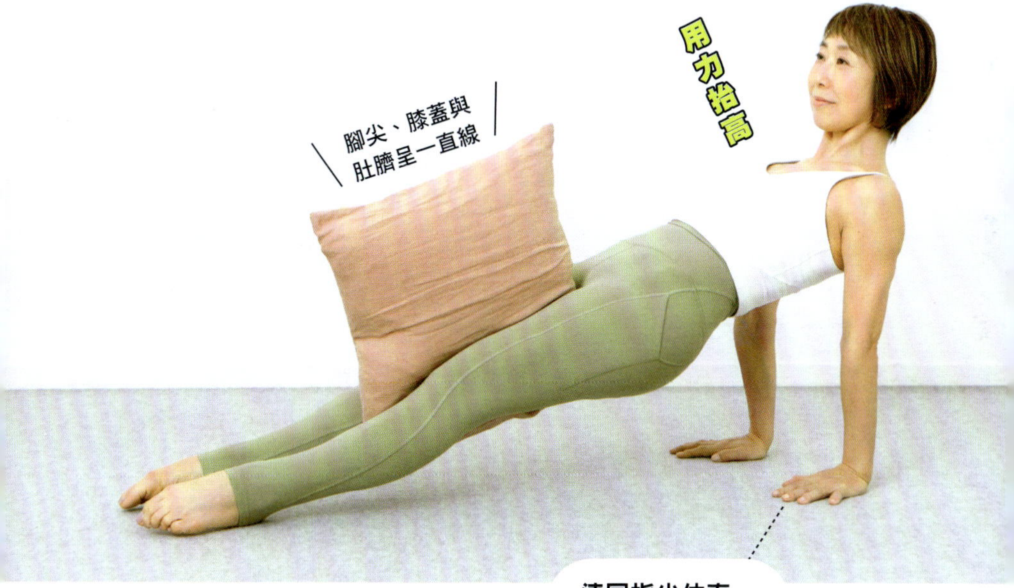
用力抬高
腳尖、膝蓋與
肚臍呈一直線
連同指尖伸直，
以整個手心貼著
地面。

做3～5組

2

一邊用力吐氣的同時，腳尖伸直，收緊大腿內側，將腰部（髖關節）向上抬起。視線朝前方。保持呼吸，維持這個動作5秒鐘。用力吐氣，以腳跟踩住地面，並緩緩將身體回復到原本的位置。

轉轉肩胛骨

此動作可以舒緩僵硬的肩關節與肩胛骨，
是一種很舒服的鍛鍊方式。

骨盆位置 正中位置

1

將靠墊對折成兩層，或將兩張靠墊疊放在腰腹之間，並採取側躺姿勢。接著，將一張靠墊放置在頭部下方。膝蓋彎曲成直角，收緊大腿內側與臀部。雙手擺出「向前對齊」的動作。

靠墊厚度要與
肩膀相同。

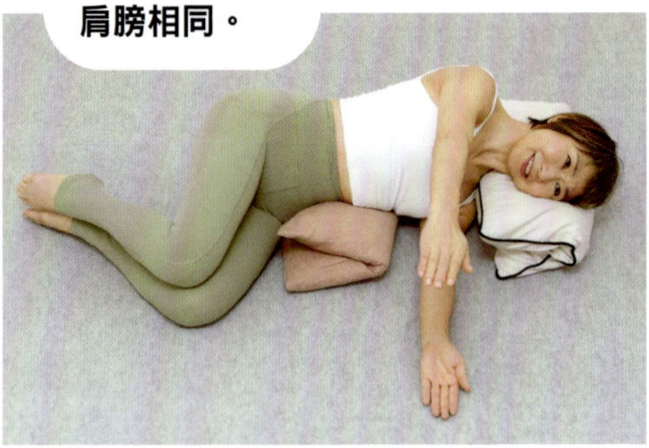

2

用力吸氣的同時，想像畫出一個大圓，讓上側的手從頭頂穿過。吐氣時，充分伸展身體，順勢完成整個圓形動作。

胸部自然而然地
隨著頸部和身體
的動作打開。

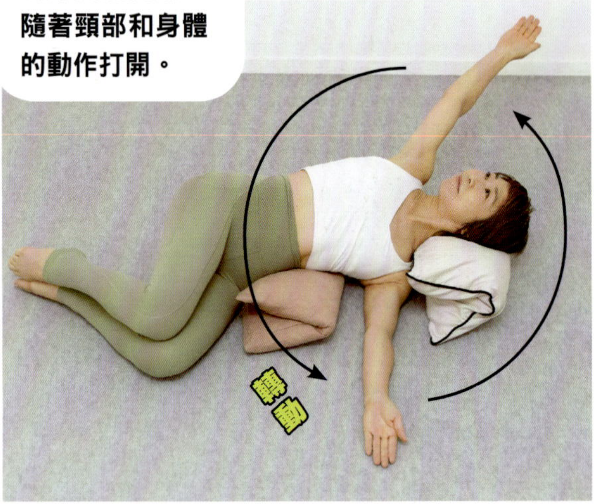

透過影片
CHECK!

朝兩側方向各做3～5次

3

用力吸氣的同時，接下來朝反方向畫圓，吐氣的過程中將身體伸展開來，讓手畫完一整個圓。反覆進行步驟❷跟❸的動作。

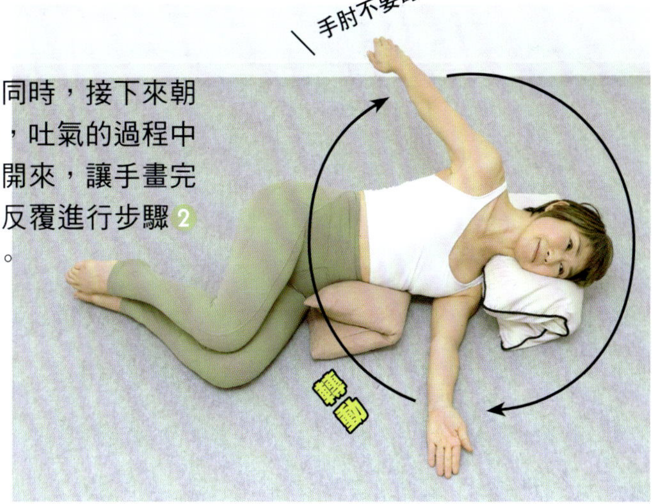
手肘不要彎曲
轉動

4

回到「向前對齊」的動作，有意識地大幅度挪動肩胛骨，移動上側手臂，讓手心互相摩擦。另一側手臂也同樣進行步驟❶～❹的動作。

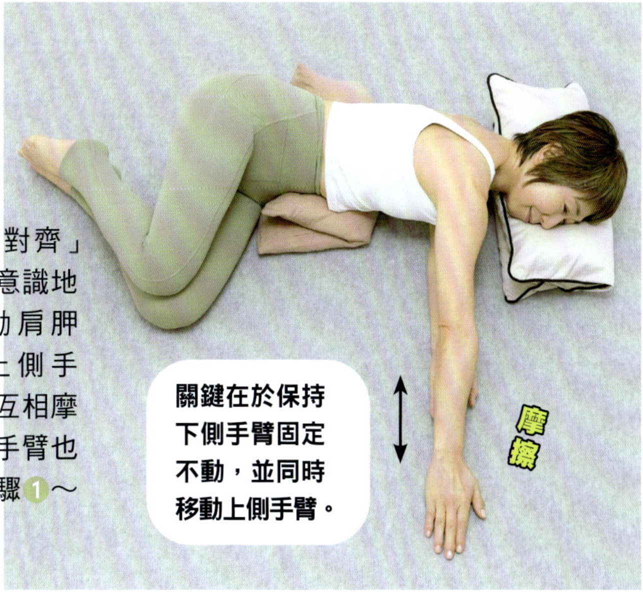
關鍵在於保持下側手臂固定不動，並同時移動上側手臂。
摩擦

奇蹟的60歲！
KAORU式
健康美人的生活習慣

有人問我「明明都60多歲了，
為什麼還每天這麼有精神呢？」這個祕密來自於我每天的小習慣。

早晨剛起床的例行事務

剛起床是一天當中身體最僵硬的時候。請花點時間在被窩裡動一動跟轉一轉四肢，抽出一點時間伸展跟放鬆身體。這些動作花不了5分鐘。能夠讓人感覺到「從早晨就擁有絕佳的狀態！」所以非常建議各位可以試著做做看。

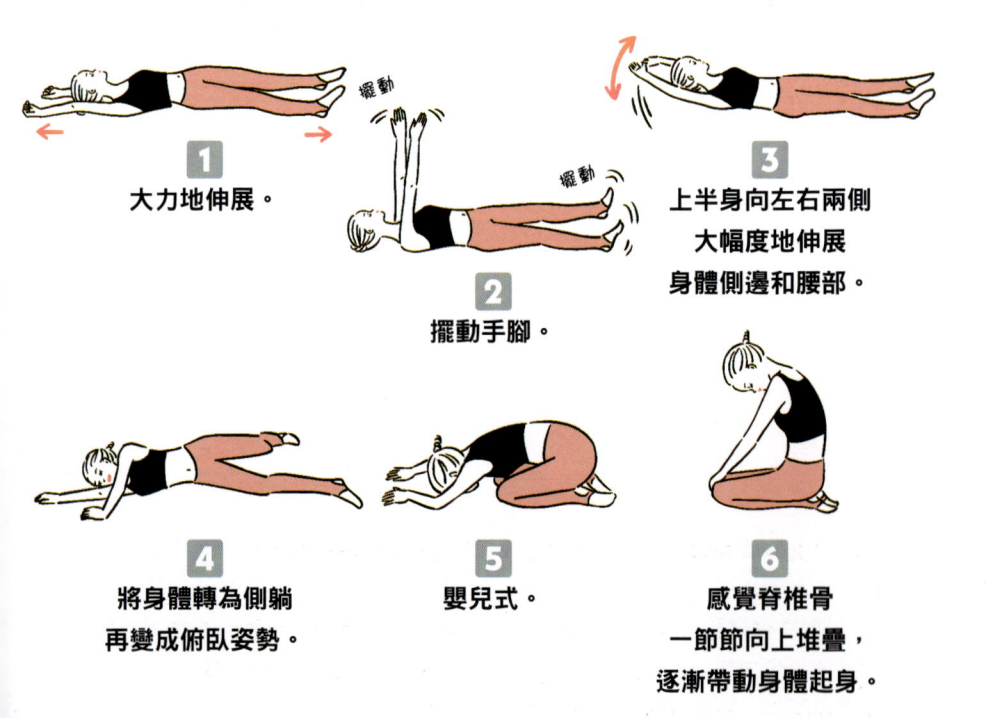

1
大力地伸展。

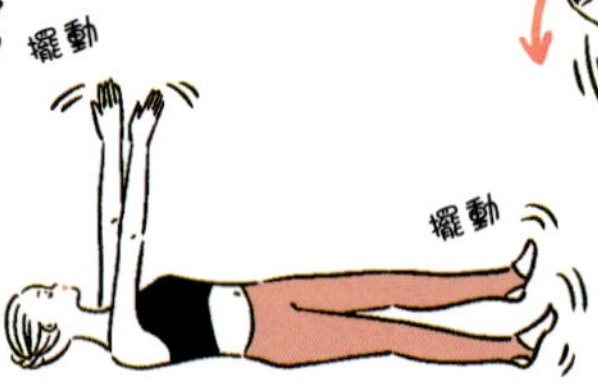

2
擺動手腳。

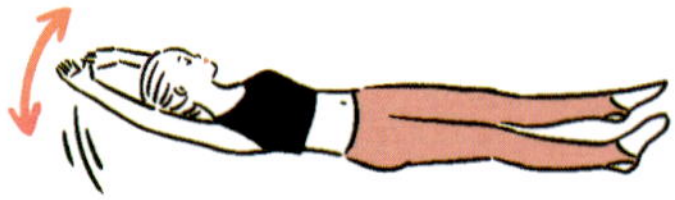

3
上半身向左右兩側
大幅度地伸展
身體側邊和腰部。

4
將身體轉為側躺
再變成俯臥姿勢。

5
嬰兒式。

6
感覺脊椎骨
一節節向上堆疊，
逐漸帶動身體起身。

坐在椅子上的時候、起身的時候

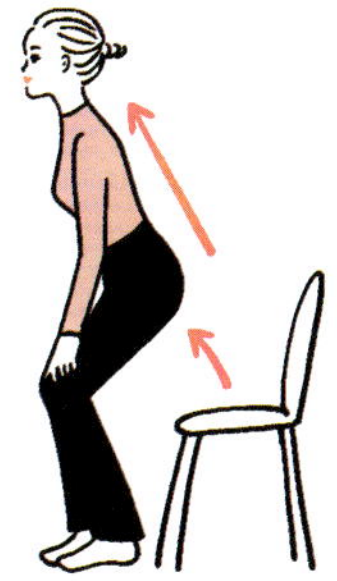

起身的瞬間將身體重心轉移至腳踝。這麼做可以強迫小腿肚、大腿後側、臀部以及身體後側部位的偷懶肌動起來。

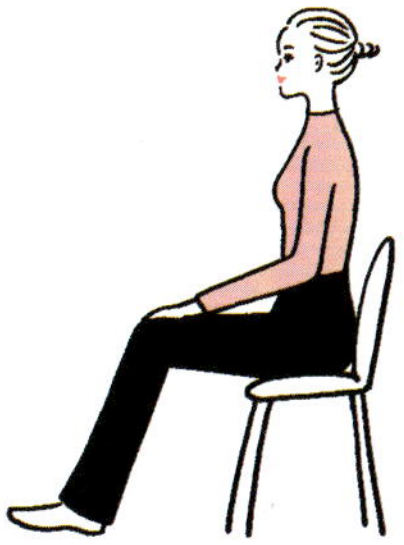

坐在椅子上的時候，膝蓋彎曲的角度要比直角略寬，將腳踩在距離稍遠的地面上。要是膝蓋彎曲的角度不到直角的大小，腳踝會踩得太用力而容易導致水腫。

走路方式

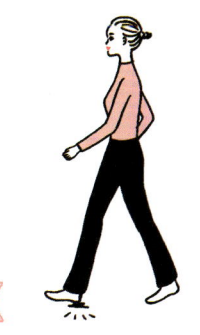

彷彿從上方將身體拉起，與地面垂直，行走的步伐大，從容不迫的樣子。「感覺像是被人從身後推著走」輕鬆地邁步向前。使用腳跟著地，而不是腳尖。想像以大魚際肌（足部大拇指下方）踢東西的感覺。

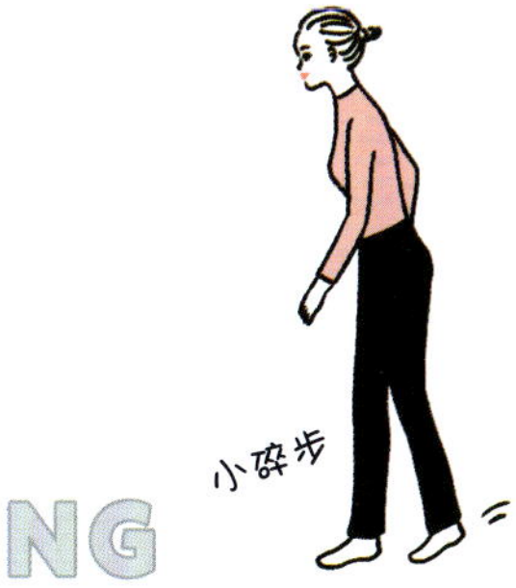

走路姿勢往前傾，行走的步伐小，小碎步的樣子。因為身體後側肌肉使用頻率減少，會更有偏向運用身體前方肌肉來走路的感覺。

透過放鬆的力量阻止希伯登氏結節的惡化

我如果有空的話，會利用網球來進行全身的放鬆，這不僅可以舒緩筋膜，也有著「消除一整天疲勞」的含義，因此我必定會在**就寢前進行全身的放鬆以及伸展**。尤其是停經後女性荷爾蒙減少，我感覺到肌肉容易變硬。

然而，由於我持續進行放鬆運動，這不僅讓肌肉變得更加柔軟，還幫助骨骼回歸正位，促進了血液循環和新陳代謝，水腫也因此得到緩解。幸虧如此，即使現在**我已經60多歲了，仍然是不易變胖的體質**。我覺得隔天早晨能夠輕鬆地起床，也是放鬆動作的一大魅力。只要在日常生活中培養出轉一轉網球的習慣，就能得到如此卓越的效果，因此相當推薦各位讀者可以試著做做看。

像這樣子進行放鬆跟伸展的動作，還能夠阻止希伯登氏結節的惡化。所謂的希伯登氏結節是在手指遠端關節出現紅腫、彎曲並產生腫脹（結節），是一種形成原因不明的疾病。我在49歲的時候發病並且去醫院就醫，據醫師所說「這種疾病無法根治」。除了透過中藥調理改善血液循環，以及至多只能注射4次類固醇以外，就別無他法了。我心想「原來如此，血液循環的好壞很重要啊」，於是我自己作為專業健身教練，便將必要的放鬆跟伸展動作加到我日常生活的例行活動當中，再**配合飲食習慣的改善，進而阻止了其惡化**。

直到現在，我62歲了，**住院、治療、以及用藥都跟我扯不上關係**。這項疾病的特徵是會造成手指彎曲，無法伸直，喪失行動的靈活度。但因為我**利用網球來進行放鬆跟伸展的動作，所以重新獲得了自由**。

我的客戶當中有一位統合醫療領域的醫師，在聽到我的事情之後，驚訝地表示「至今從未聽過，有人能靠一己之力阻止希伯登氏結節的惡化」。因為這個經驗，我以60歲為契機，希望能將自行管理身體是件多麼幸福的事情傳達給各位，於是開立了適合一般人的「體態管理師」資格講座。

由於我只能以自己作為實證的例子，因此無法保證這一切絕對可以對希伯登氏結節產生功效！但是我也相當驚訝，放鬆動作竟然能對手指產生效果。這讓我切實地體會到，**放鬆僵硬的筋膜究竟有多麼的重要**。

靠墊皮拉提斯
可以讓你連想法都變得樂觀積極！

「我的最終目標應該是無須使用靠墊就能進行皮拉提斯嗎？」

各位讀到這裡，或許會對此感到好奇也說不定。

大家可以持續使用靠墊，或是將練習分為使用與不使用靠墊的日子。

如果不使用靠墊就進行皮拉提斯，身體的負荷會變得比較重，因此請在「我今天想要好好努力」的日子再來挑戰不使用靠墊的皮拉提斯。有靠墊的時候，可以專注在如何伸展肌肉；沒有靠墊的時候，可以加強鍛鍊肌肉以提升肌肉力量。所以「我必須這麼做才可以」的想法絕對是錯誤的。

「我今天想要怎麼做？想要努力嗎？想好好伸展身體嗎？」

要時常與自己的身體對話，選擇讓自己感到舒適愜意的訓練方式。如此一來，如果靠墊皮拉提斯不僅能讓大家放鬆身體，甚至連心情都獲得解放，對作者而言，沒有比這更幸福的事了。我由衷地感謝，參與本書製作的各個人員、接受訪談的各位、化妝師MICHIRU、髮型的TWIGGY・Stephen、服裝的lululemon，以及二話不說就同意協助的演員檀麗女士，還有最後我要謝謝一直以來支持我的STUDIO Apro工作人員，以及我的妹妹，也就是敝公司的代表真弓女士，她從健身中心創立之後就一直持續支持我。

因為有著各界人士幫助，我才得以製作出這麼棒的書。我衷心感謝各位，謝謝您們大家。

這是我最喜歡的一句話，也是STUDIO Apro的核心理念。

身體改變，心靈也會產生變化。將每日的煩躁與悲觀心情轉換成樂觀積極的思考方式，人生也會往幸福的方向邁進。

我由衷地感謝各位買下本書，並且閱讀至此。

希望各位都能夠健康美麗，以及過得幸福。我們一起愉快地往前方邁進吧！

“Open your next door through our training.”

藉由我們的鍛鍊方式來開啟您的下一扇門。

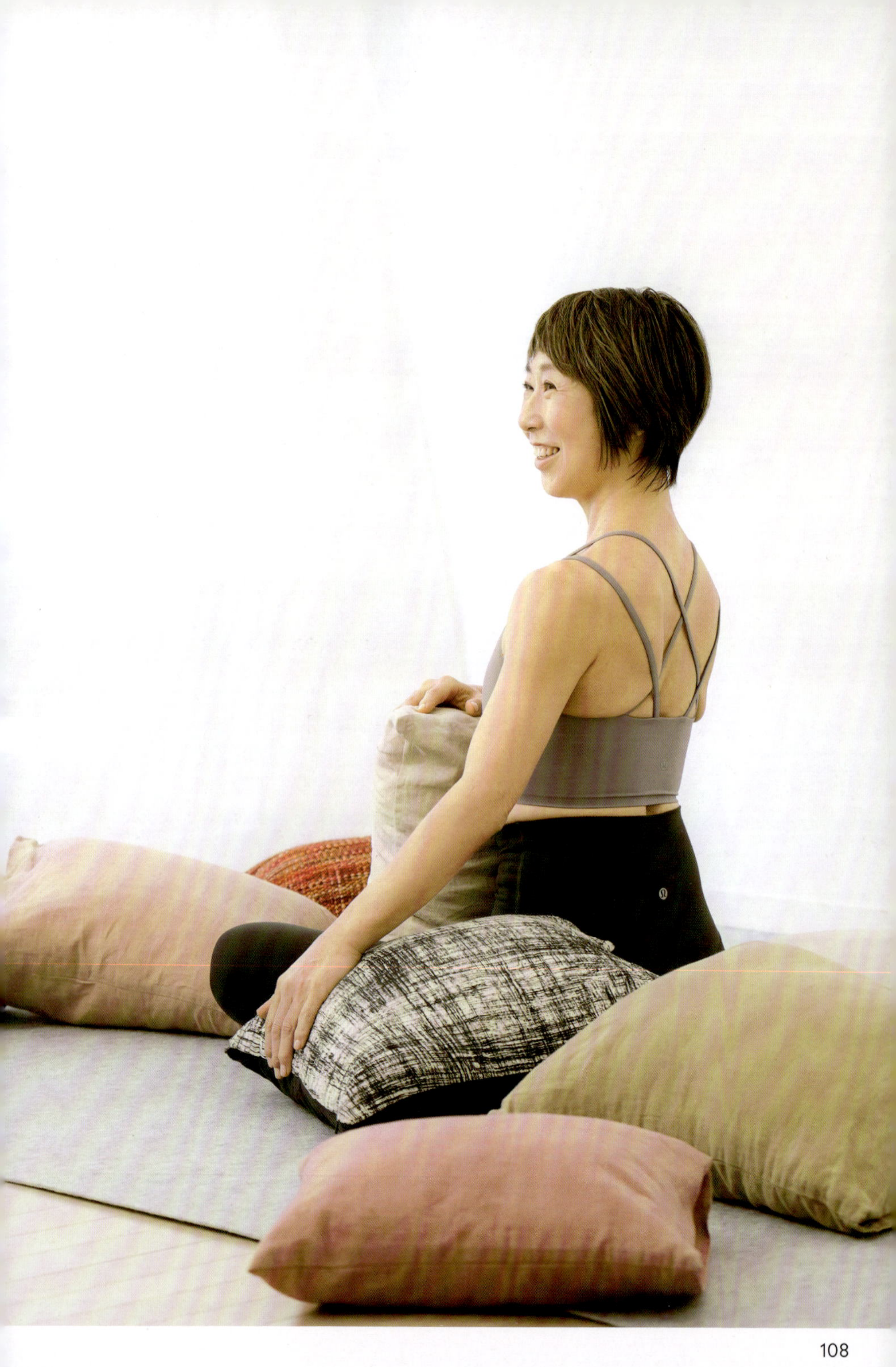

"Training is the door to your next stage."

鍛鍊是前往下一個舞臺的大門。

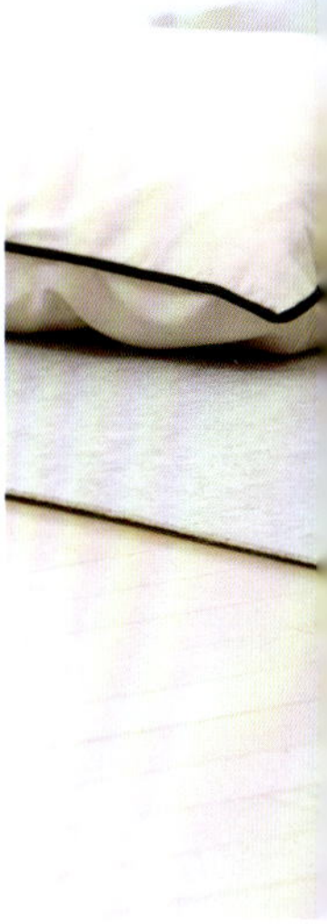

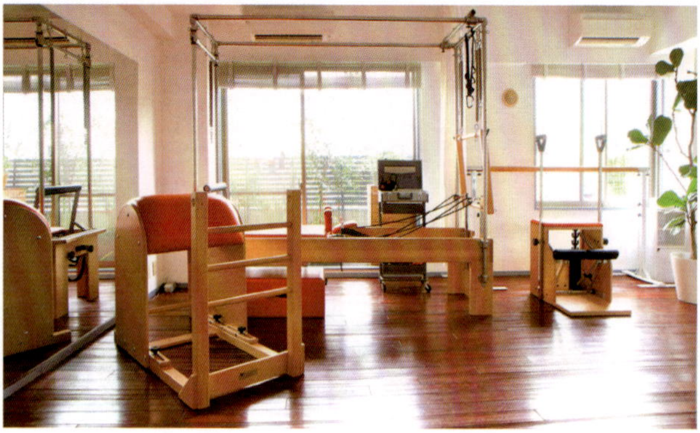

STUDIO Apro

「STUDIO Apro」是一間位於東京表參道的個人化訓練工作室，透過姿勢分析，為每位顧客打造理想的全身平衡體態。

正確的骨骼排列（Bone Line）是「健康與美的根源」。

此外，工作室內設有「Apro Academy」，開設多元課程，從一般民眾到專業教練皆可參與。其中包括由KAORU獨創的姿勢分析技巧培訓課程—「姿勢分析師®資格認證課程提升身心健康技能。

自2025年5月起，將推出「影片訂閱服務」，讓大家在家中也能學習KAORU研發的訓練方法。每月提供17支課程影片，只需在空閒時間跟著練習，即可自然調整姿勢。此外，訂閱後還可觀看KAORU每月一次的線上直播訓練課程。

Apro影片訂閱

STUDIO Apro

TEL：03-6721-1824（預約時間10：00～18：00）

MAIL：info@tsapro.co.jp

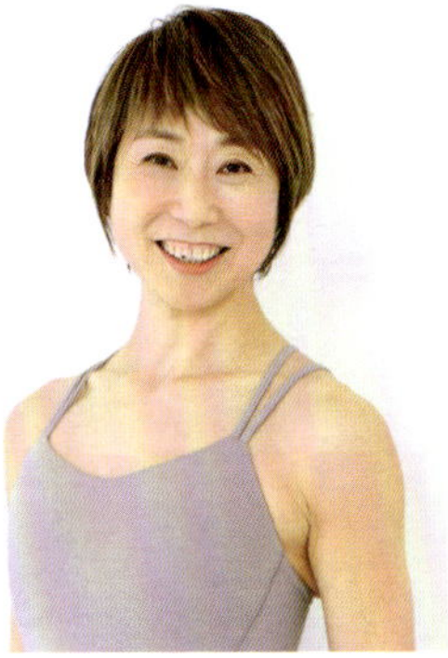

KAORU

KAORU 式的訓練方法，
以影片方式在網路公開中

YouTube：
請查閱
「スタジオアプロ」

Instagram：
kaoru.apro

KAORU是知名教練及體態管理師，她廣受女演員、時尚模特兒、美容研究家等對美麗具有獨道想法的專家們支持。
她是「STUDIO Apro」的負責人，這是一間隱藏於東京表參道的健身管理中心。
KAORU在1962年於東京都出生。從6歲開始學習古典芭蕾，18歲開始學有氧舞蹈，並且曾經獲得全國冠軍（1987年全日本有氧舞蹈錦標賽三人組第一屆冠軍）。擁有40年健身教練經歷，總計改變了60萬人的身體。她不只精通各種舞蹈，還有瑜珈和皮拉提斯，甚至取得了血流阻斷訓練法的證照。
由於KAORU對身體的探究擁有永無止盡的好奇心，所以在60多歲之後獨自創造出體態分析理論。並且將這種獨特訓練方法系統化，那是以舒緩肌肉，讓骨骼回到應有位置的「放鬆」為中心，融合瑜珈和皮拉提斯而成的方法。另外她以「從姿勢改變人生」為座右銘，在2023開設了「體態分析培訓課程」。
除了提供給「美容專家」的私人訓練以外，KAORU也制定了各類適合年長者、兒童或是功能障礙者復健等等的全人健康計畫。
KAORU現在63歲，她計畫在不久的將來，要開設能夠跟自己孫子同樂的「開心皮拉提斯教室」。
她的主張是「正確的骨骼排列方式並非源自於遺傳，而是『習慣』所造就的成果」、「舒緩肌肉便能朝幸福邁進」。
其著作有《女優やモデルのおうち習慣 テニスボールダイエット》（幻冬舍）、《自分で整体ストラップ》（講談社）等暢銷書籍。

Staff

書籍設計：木村由香利（986DESIGN）
攝影：梅沢香織
造型師：野崎未菜美
妝髮：MICHIRU for yin and yang(3rd)
服裝協力：lululemon（ルルレモン 0800-080-4090）
攝影協力：AWABEES
插圖：別府麻衣、内山弘隆
DTP：美創
執筆協力：山守麻衣
構成：鈴木恵美

靠墊皮拉提斯
從大腿內側開始的瘦身魔法

出　　版／楓葉社文化事業有限公司
地　　址／新北市板橋區信義路163巷3號10樓
郵 政 劃 撥／19907596 楓書坊文化出版社
網　　址／www.maplebook.com.tw
電　　話／02-2957-6096
傳　　真／02-2957-6435
作　　者／KAORU
翻　　譯／林宜薰
責 任 編 輯／吳婕妤
內 文 排 版／楊亞容
港 澳 經 銷／泛華發行代理有限公司
定　　價／360元
出 版 日 期／2025年4月

國家圖書館出版品預行編目資料

靠墊皮拉提斯：從大腿內側開始的瘦身魔法／KAORU作；林宜薰譯. -- 初版. -- 新北市：楓葉社文化事業有限公司, 2025.04　面；公分

ISBN 978-986-370-784-4（平裝）

1. 運動健康　2. 塑身

411.71　　114002221